OPERATIVE TECHNIQUES IN GYNECOLOGIC SURGERY

Urogynecology

妇科手术技巧

泌尿妇科学

原　著　[美] Jonathan S. Berek

　　　　[美] Christopher M. Tarnay

主　译　乔　杰　韩劲松

中国科学技术出版社

·北 京·

图书在版编目（CIP）数据

妇科手术技巧：泌尿妇科学 /（美）乔纳森·S. 贝雷克 (Jonathan S. Berek),（美）克里斯托弗·M. 塔尔内（Christopher M. Tarnay）原著；乔杰，韩劲松主译 . — 北京：中国科学技术出版社 , 2020.7
　　ISBN 978-7-5046-8624-4

　　Ⅰ . ①妇… Ⅱ . ①乔… ②克… ③乔… ④韩… Ⅲ . ①妇科外科手术 Ⅳ . ① R713

中国版本图书馆 CIP 数据核字 (2020) 第 057278 号

著作权合同登记号 : 01-2020-1115

策划编辑	焦健姿　丁亚红　王久红
责任编辑	黄维佳
装帧设计	佳木水轩
责任印制	李晓霖

出　　版	中国科学技术出版社
发　　行	中国科学技术出版社有限公司发行部
地　　址	北京市海淀区中关村南大街 16 号
邮　　编	100081
发行电话	010-62173865
传　　真	010-62179148
网　　址	http://www.cspbooks.com.cn

开　　本	889mm×1194mm　1/16
字　　数	224 千字
印　　张	9
版　　次	2020 年 7 月第 1 版
印　　次	2020 年 7 月第 1 次印刷
印　　刷	天津翔远印刷有限公司
书　　号	ISBN 978-7-5046-8624-4 / R·2525
定　　价	128.00 元

译校者名单

主　　译　乔　杰　韩劲松

副 主 译　王一婷　姚　颖　张　坤

译 校 者（以姓氏笔画为序）

卢　珊　朱馥丽　杨　艳

杨俊芳　贺豪杰

内 容 提 要 Abstract

本书引进自世界知名的 Wolters Kluwer 出版社，是妇科手术技巧系列丛书之一，是一部实用性极强的泌尿妇科学专业图解类手术操作指南。全书共 10 章，全面介绍了泌尿妇科学的各种手术治疗方式，均按照总体原则、影像学检查与其他诊断方法、术前准备、手术治疗、手术步骤与技巧、经验与教训、术后护理、预后、并发症的顺序进行介绍，对每种术式的操作步骤和手术过程中的注意事项都做了细致地阐述，同时配有丰富的高清彩色图片及具体说明。本书内容简洁明晰、配图精美丰富，是妇产科各亚专业及相关专业住院医师和临床医师日常实践的理想参考书，同时亦是一部不可多得的手术操作技术指导宝典。

主译简介

乔杰 中国工程院院士，美国人文与科学院外籍院士，北京大学医学部常务副主任，北京大学第三医院院长。国家妇产疾病临床医学研究中心主任，国家产科医疗质量管理和控制中心主任，中国女医师协会会长，健康中国行动推进委员会专家咨询委员会委员，中国医师协会生殖医学专业委员会主任委员，中华医学会妇产科学分会委员会副主任委员，《BMJ Quality & Safety（中文版）》《Human Reproduction Update（中文版）》主编等。30 余年来一直从事妇产及生殖健康相关

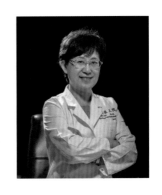

临床与基础研究工作，领导团队不断揭示常见生殖障碍疾病病因及诊疗策略、创新生育力保存综合体系并从遗传学、表观遗传学角度对人类早期胚胎发育机制进行深入了研究。同时，开发新的胚胎基因诊断技术，为改善女性生育力、防治遗传性出生缺陷做出了贡献。获国家科技进步二等奖 3 项、省部级一等奖 3 项及何梁何利科学与技术进步奖等。主编我国首套生殖医学专业高等教育国家级规划教材《生殖工程学》《妇产科学》《生殖内分泌疾病诊断与治疗》等 19 种。目前已作为第一作者或责任作者在 *Lancet*、*Science*、*Cell*、*Nature*、*JAMA*、*Nature Medicine* 等国际顶尖知名期刊发表 SCI 论文 200 余篇。

韩劲松 主任医师，硕士研究生导师。中华医学会妇产科分会女性盆底学组成员，中华预防医学会盆底功能障碍防治专业委员会顾问。主要研究方向为女性盆底功能障碍性疾病（盆腔脏器脱垂、尿失禁等）、妇科肿瘤、异常子宫出血等。2017 年获中华预防医学会"中国妇女盆地功能障碍防治项目"优秀个人，2019 年获全国妇幼健康科技成果二等奖。主编《女性盆腔器官脱垂手术治疗学》，参编《泌尿妇科学》《妇产康复》等著作。发表 SCI 论文及核心期刊三十余篇。

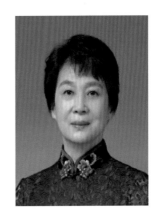

序

妇科手术技巧系列丛书分为《妇科手术技巧：妇科学》《妇科手术技巧：生殖内分泌学与不孕症》《妇科手术技巧：泌尿妇科学》《妇科手术技巧：妇科肿瘤学》四个分册。该套丛书旨在通过清晰、简明的手术图解，为各亚专业的医生阐明各类手术的基本操作步骤。

有别于其他妇科学教科书，本书着重于手术图片展示，是图解类手术操作指南。

该套丛书从妇科学、生殖内分泌学与不孕症、泌尿妇科学、妇科肿瘤学等几个方面，分别阐述了该亚临床专业中最常见的临床操作和手术技巧。我们有幸召集了一批杰出的专家著者，并在资深图书编辑的指导下共同完成这套丛书。

《妇科手术技巧：妇科学》，著者 Tommaso Falcone 是 Cleveland Clinic 的妇科主任，以擅长妇科良性疾病的手术治疗而闻名。他与 M. Jean Uy Kroh 及 Linda D. Bradley 医生用心收集了一系列极具价值的手术图片，着重强调了该领域手术的基本原则。

《妇科手术技巧：生殖内分泌学与不孕症》，著者 Steven Nakajima 是 Stanford 大学医学院妇产科学、生殖与生殖健康组临床教授，擅长生殖医学中的操作与手术。他与同事 Travis W. McCoy 及 Miriam S. Krause 医生一起完成本书，细致总结了该专业领域的必要操作与手术技巧。

《妇科手术技巧：泌尿妇科学》，著者 Christopher Tarnay 是加州大学洛杉矶分校（University of California, Los Angeles；UCLA）David Geffen 医学院副教授、泌尿妇科学与盆底重建组主任。他与同事 Stanford 大学医学院临床助理教授 Lisa Rugo Gupta，为我们理解女性盆底医学和盆底重建手术的重要原则做出了重要贡献。

《妇科手术技巧：妇科肿瘤学》，著者 Kenneth Hatch 是来自 Arizona 大学医学院的著名妇科肿瘤学家。他是妇科恶性肿瘤外科治疗领域的杰出专家之一。Hatch 医生及其他著者对该专科领域的基本手术治疗进行了精细且形象的解析。

我们希望这套丛书可以帮助提高妇科学相关专业人员的继续教育水平，同时也希望将这套丛书献给我们的患者，通过优化医疗技术来改善患者的治疗效果。

Jonathan S. Berek, MD, MMS

Operative Techniques in Gynecologic Surgery 丛书主编

Laurie Kraus Lacob 转化研究基金会教授

Stanford 大学医学院 Stanford 妇女癌症中心主任

Stanford 综合癌症研究所高级科学顾问

Stanford 健康护理交流项目主任

译者前言

泌尿妇科学是近 20 年来变革最大、争议最多的一个亚学科，尤其在手术治疗方面。本书作为妇科手术学系列丛书中的泌尿妇科学分册，汇聚了国际众多专家的临床实践经验，是一本实用性很强的专业参考书。

著者通过生动的注释、权威的手术指导，详尽描述了如何选择最佳手术方式、避免并发症及不同处理可能出现的预期结果。本书内容循序渐进，操作步骤清晰，图文并茂，与时俱进，涵盖了泌尿妇科学领域最常见的手术，包括膀胱镜检查、阴道壁修补和尿失禁修复手术等在内泌尿妇科手术的基本操作，同时配有大量精美直观的彩色图片和插图，细致入微的讲解让读者能够马上学以致用。语言简洁，重点突出，条目式编排，可帮助读者快速查找到所需信息，特别适合术前快速回顾手术步骤，了解每种术式的最佳实施方法和潜在并发症。

在此特别感谢中国科学技术出版社的信任，让我们获得了一个系统学习的机会。同时还要感谢各位译者，他们不辞辛苦，在繁忙的临床工作中承担了各章的翻译任务。作为翻译者，我们在忠于原著的基础上尽量采用易于理解的文字表述，以便读者可以更好地理解和参考。希望本书介绍的内容对读者提高业务水平有所帮助。

尽管翻译过程中我们反复斟酌，希望能够准确表述原著者的本意，但由于中外语言表达习惯有所差别，中文翻译版中可能存在一些表述不妥或失当，恳请各位同行和读者批评、指正。衷心希望本书能够开阔各位读者的视野，让更多国内同行从中获益。

原书前言

    本书是近二十年来在泌尿妇科学领域不断进步的精华汇总。Jonathan S. Berek 和我在书中将分享从我们导师传授而来和同事间交流的经验，以及我们多年来为实现难以达成的目标而做的自主研究。究其根源，早期革新的泌尿妇科手术从根本上奠定了 19 世纪初新兴的妇科手术学。一百多年来，妇科医生们一直努力为最常见的，同时也是最令人困扰和影响社交的疾病（如女性阴道顶脱垂和尿失禁等）寻找持久性的解决办法。泌尿妇科学（现在也称女性盆底重建外科学）的本质是为了做得更好而建立的学科。

    我对当代泌尿妇科学的看法源于一个统一的模式。亚专科的建立和市场定位成为现代医学的缩影。通过这一视角我们可以理解，甚至合乎逻辑地将女性盆底分为 3 个不同的学科，即泌尿外科（前盆腔）、妇科（中盆腔）和结直肠 / 普外科（后盆腔）。作为一名妇科泌尿专业的医生及女性盆底医学专家，我认为这些界限是可以消除的。膀胱、阴道和肛门直肠的交叉不仅有共同的生理解剖边界，而且有共同的病理生理基础。这些盆底疾病只有在彻底理解和接受其是一个整体的基础上，即这 3 个腔室作为一个系统的表现时才能得到充分解决。

    编写本书的目的是详细阐述应用于盆底疾病的手术技术。目前，泌尿妇科手术以微创手术为核心。操作和技术的概述将聚焦在持之以恒的革新上。为了便于实际应用，我们打破分区，重新认识并同时处理相互影响的多分区问题。我们还展示了传统手术技术、获得认可的移植物添加手术及机器人应用的创新点。

    这是一次真正的合作。本书的合著者 Lisa Rogo-Gupta 博士和 Erin M. Mellano 博士，他们是两位颇具天赋的整形外科医生，他们头脑聪慧，更重要的是，他们是我有幸共事过的最有思想、最具同情心的医生。我还要感谢 Morgan E. Fullerton 博士，她是 FPMRS 的现任研究员和下一任领导人，感谢她对本书及该领域的贡献。

Christopher M. Tarnay, MD

致 谢

    谨以本书献给 Matthew 和 MaiAnh，希望他们继续保持好奇和善良。

    谨以本书献给我的妻子 LanAnh，感谢她的睿智。

Contents

目　录

阴道前壁修补
Anterior Vaginal Wall Repair

Lisa Rogo-Gupta　Christopher M. Tarnay　著

王一婷　译

妇科手术技巧：泌尿妇科学

Operative Techniques in
Gynecologic Surgery:
Urogynecology

一、总体原则

（一）定义

■ 盆腔器官脱垂（pelvic organ prolapse，POP）是指阴道壁和相关器官下降。脱垂有两种分类方法。

　➤ 按脱垂器官分类

　　● 尿道膨出（尿道）。

　　● 膀胱膨出（膀胱）。

　　● 子宫/宫颈（子宫或宫颈）。

　　● 阴道断端（子宫切除术后）。

　　● 小肠（小肠膨出）。

　　● 直肠（直肠膨出）。

　　● 会阴体（会阴体膨出）。

　➤ 根据脱垂部位分类

　　● 前壁［包括尿道和（或）膀胱］。

　　● 顶端［包括子宫/宫颈、子宫切除术后阴道断端或小肠］。

　　● 后壁［包括小肠、直肠和（或）会阴体］。

■ 轻度脱垂的女性大约 50% 无症状，只有 3% 有脱垂症状[1]。

■ 经阴道分娩 1 次的女性因脱垂而进行手术的概率是未经阴道分娩女性的 4 倍，而有两次阴道分娩史的女性其手术概率增加到 8 倍。每年有约 1/1000 的成年女性因脱垂手术。

（二）病史

■ 脱垂患者最常见的症状是感到阴道有块状物脱出，盆腔有压力，有下坠感或背痛[2]。典型的症状一般隐匿几个月至几年，可能突然出现阴道块状物脱出，或者影响器官功能。长时间站立、活动、屏气用力、改变体位时脱垂加重，平卧时有所改善。

■ 阴道前壁脱垂（anterior vaginal wall，AVW）的患者可能有如下症状。

　➤ 脱垂症状。

　　● 阴道出血，分泌物或感染。

　　● 需要用手还纳脱垂的器官。

　➤ 排尿相关症状

　　● 排尿困难。

　　● 排尿等待。

　　● 排尿慢、排尿中断或尿流改变。

　　● 感到膀胱不能排空，需要用力、姿势改变或用手指还纳脱垂。

　　● 需要马上再次排尿。

　➤ 尿失禁（见第 5 章）。

（三）体格检查

■ 一般盆腔检查（表 1-1）。

■ 通过检查证明脱垂，包括屏气用力或身体用力时可以见到阴道壁下降（图 1-1）。标准的检查是患者取仰卧位，当然，如果初次检查不能看到患者的脱垂情况，也可以采取站立位。

■ 检查阴道壁有无异常（出血、分泌物或感染）。

■ 进行双合诊评估盆腔包块及盆腔器官活动度。

■ 如果发现尿失禁，需要进一步检查（见第 5 章）。

（四）鉴别诊断

■ 阴道前壁脱垂的鉴别诊断

　➤ 阴道壁包块

　　● 包涵囊肿（图 1-2）。

　　● 肌瘤。

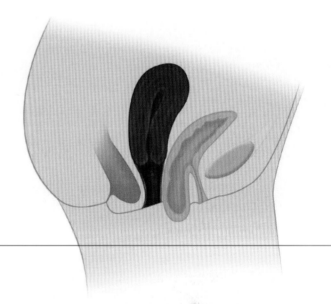

▲ 图 1-1　阴道前壁脱垂（膀胱膨出）超过处女膜

表 1-1　泌尿妇科患者体格检查

器官系统	检查内容
一般情况	系统性疾病体征 外周水肿
皮肤	瘀斑、溃疡、皮疹、色素沉淀
妇科	女性外生殖器 外阴（阴唇发育、皮肤病变、阴唇萎缩） 腺体（Skene 腺、Bartholin 腺） 尿道口 阴道壁黏膜（瘢痕、溃疡、病变） 宫颈和子宫（外观、大小、活动度，包括压痛） 附件区（活动度，包括压痛） 直肠（肛门括约肌功能，直肠阴道隔）
神经系统	感觉评估（如果有指征）
肌肉骨骼系统	活动能力，行走，肌肉力量
辅助检查	残余尿 尿液常规检查 排尿日记
盆腔器官脱垂	阴道前壁，阴道顶端，阴道后壁 放松和屏气用力
尿道过度活动	Valsalva 动作时尿道活动度 尿道活动度≥30° 定义为活动度大
尿失禁	Valsalva 或咳嗽时尿液不自主溢出
盆底评估	压痛、力量 会阴体和肛提肌 0 肌肉无反应 1 肌肉颤动，不能持续的收缩 2 可持续收缩，但是力量小 3 中等力量收缩，手指在阴道内能够感到阴道内压力增加，阴道壁轻度向头侧提升 4 满意的收缩，阴道内的手指感到阴道壁向耻骨联合方向收缩 5 强力收缩，阴道内的手指随盆底肌收缩向耻骨联合方向移动
瘘评估	卫生棉条试验 静脉或直肠用对比剂进行影像学检查

- 阴道隔。
- 尿道憩室（图 1-3）。
- 斯基恩导管（Skene duct）囊肿或脓肿。
- 加德纳导管（Gartner duct）囊肿。
- 异位输尿管。
- 努克管（canal of Nuck）鞘膜积液。
- 恶性肿瘤。

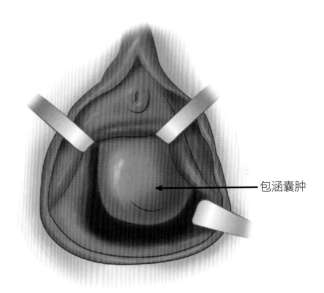

包涵囊肿

▲ 图 1-2　患者阴道壁膨出，为阴道壁包涵囊肿所致

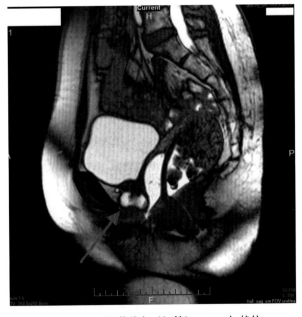

▲ 图 1-3　尿道憩室（红箭），MRI 矢状位

003

> 外源性因素压迫
  ● 盆腔或腹腔内包块。

● 腹水或会阴体血肿。

> 异物（图 1-4）。

阴道前壁

残留的 Gellhorn 子宫托

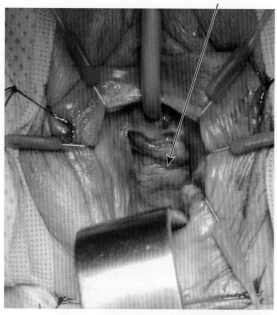
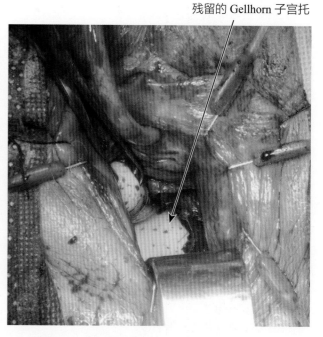

▲ 图 1-4　患者有盆腔的压力和下坠感，发现为阴道前壁内异物（子宫托）

（五）非手术治疗

■ 行为习惯调整通常被认为是阴道前壁缺陷和脱垂的一线治疗方法，包括慢性腹压增加的因素，如肥胖、慢性咳嗽、便秘、反复提重物。影响组织结构的因素也要注意，如使用烟草、慢性类固醇药物、低雌激素水平。

■ 需要控制一些加重因素，包括体力活动或提重物。必要时需调整锻炼、工作或个人职责。

■ 盆底康复治疗对盆腔器官脱垂的疗效还有争议。过去患者可能进行盆底肌锻炼（Kegel 锻炼），但是通常不能达到预期效果。对于脱垂，单纯盆底肌锻炼的有效性和成本效益均较低，该治疗存在一定争议。

■ 使用子宫托是盆腔器官脱垂非手术治疗的好方法（图 1-5）[3]。子宫托放在阴道内，用于向上支撑脱垂的器官（图 1-6A 和 B）。有不同形状和大小的子宫托，只有特定的型号才能确保合适。

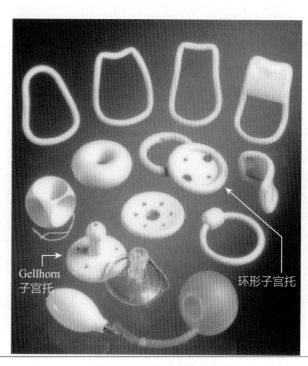

Gellhorn
子宫托

环形子宫托

▲ 图 1-5　不同类型的子宫托

引自 Ricci SS. *Essentials of Maternity, Newborn, and Women's Health Nursing*. 3rd ed. Philadelphia, PA: Wolters Kluwer; 2012.

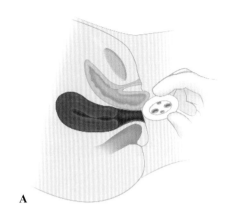 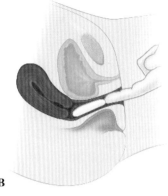 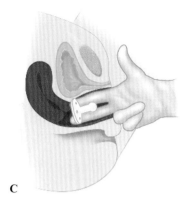

A   B   C

▲ 图 1-6　子宫托的放置

A. 因前壁和顶端脱垂准备放置子宫托；B. 阴道脱垂环形子宫托的位置；C. 放置 Gellhorn 子宫托

> 轻度甚至重度脱垂的患者可能适合环形子宫托，如果不成功可以尝试 Gellhorn 型，再往后找到合适型号的成功率就比较低了[4]。Ⅳ度的盆腔器官脱垂患者可能适合 Gellhorn 型，与环形支撑相比，两种类型子宫托成功率分别为 64% 和 36%。

> 子宫托试戴困难的因素
  - 既往盆腔器官脱垂修补。
  - 既往子宫切除。
  - 阴道壁长度短（＜ 6cm）。
  - 会阴裂宽（＞ 4cm）。

二、影像学检查与其他诊断方法

■ 当有其他因素可能影响患者的治疗方案则需要辅助一些评估方法。例如，病史和检查不一致或诊断不明确（图 1-7）。

■ 治疗单纯的盆腔器官脱垂不需要进一步的辅助检查。

■ 诊断评估可包含以下一种或多种方法。
  > 超声、CT。
  > 盆腔器官脱垂动态 MRI（图 1-8）[5, 6]。
  > 阴道前壁脱垂相关的泌尿系统症状评估。

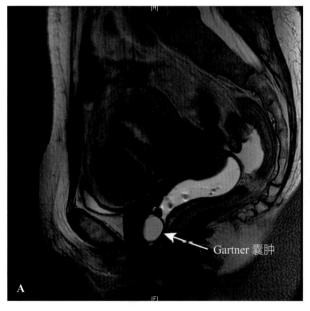 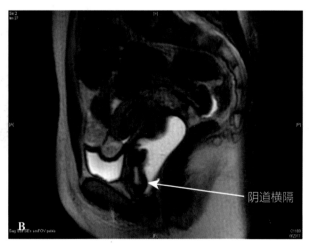

▲ 图 1-7　A. MRI 诊断的 Gartner 导管囊肿；B. MRI 诊断的阴道横隔

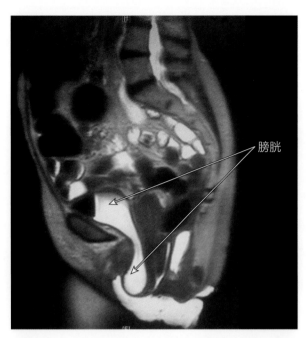

▲ 图 1-8　动态 MRI 显示的阴道前壁脱垂。膀胱、阴道和直肠内灌注对比剂，让患者屏气用力时采集 MRI 图像

- 残余尿的测定（post-void residual, PVR）：排尿后通过超声或导尿测量膀胱内尿量。当患者有前述的泌尿系统相关症状可以考虑测量残余尿。
- 当患者泌尿系统症状提示可能存在感染，行尿液常规检查或培养以除外泌尿系统感染。
- 在需要手术的严重阴道前壁脱垂的女性中有 5% 合并肾积水。大部分患者没有症状，肾功能正常，术前的筛查是不必要的[7]。

三、术前准备

- 盆腔器官脱垂的治疗目的是改善患者生活质量。术前计划包括对患者症状的整体评估，客观检查，最重要的是治疗目标。患者有必要了解不同治疗方案的风险、获益，以及身体状态导致意外结局等可能。
- 要求手术的患者，应考虑以下几点。
  - ➢ 术前讨论或尝试非手术治疗的方案，如行为改善、盆底康复锻炼、应用子宫托等。
  - ➢ 当选择手术方式时应考虑年龄、活动耐力，以及是否需要再次手术等。

- ➢ 如果术后出现尿潴留可能需要留置尿管或间断清洁导尿。
- ➢ 告知重建手术使用的任何材料的安全性和有效性，包括可能的短期和长期并发症。
- ➢ 如有下列情况可以考虑传统中央修补
  - • 中央缺陷导致的阴道前壁脱垂。
  - • 初次阴道前壁修补。
- ➢ 如有下列情况可以考虑阴道旁修补
  - • 阴道旁缺陷导致的阴道前壁脱垂。
  - • 初次阴道前壁修补。
- ➢ 如有下列情况可考虑添加补片
  - • 阴道前壁脱垂复发。
  - • 盆腔内筋膜缺损较大。
  - • 复发高风险：高体能需要。

四、手术治疗

- 阴道前壁脱垂手术有几种方法。与妇科其他良性肿瘤相比围术期风险相对低，大部分手术可以在全身麻醉或局部麻醉下进行。
- 所有的手术应该在空间充足的地方进行，以方便术者和助手，同时还能方便放置膀胱镜设备。
- 术前应该除外泌尿系统感染和残余尿量多。

（一）体位

- 阴道前壁修补像其他经阴道或外阴手术一样采用膀胱截石位
  - ➢ 为了让患者舒适、安全，降低相关损伤风险，可以使用不同的腿架（腿架图见第 5 章，图 5-6）。
  - ➢ 上肢不需要固定，以方便静脉给予麻醉药或者护理需要。

（二）方法

- 阴道前壁脱垂手术治疗方法重点在于脱垂的部位和程度。阴道前壁脱垂可能同时合并顶脱垂（见第 2 章），如果不在术中同时处理可能影响手术效果。单纯进行前壁修补手术的患者再手术率高于同时行顶脱垂修补的患者（20% vs 11%）[8]。

五、手术步骤与技巧

（一）传统中央缺陷修补

■ 传统中央缺陷修补，通常指阴道前壁修补，包括阴道前壁中央纤维肌层折叠缝合。膀胱因此被折叠的组织支撑，缝合阴道黏膜关闭创面（技术图 1-1）。

■ 膀胱内留置尿管以保证术中持续尿液引流。

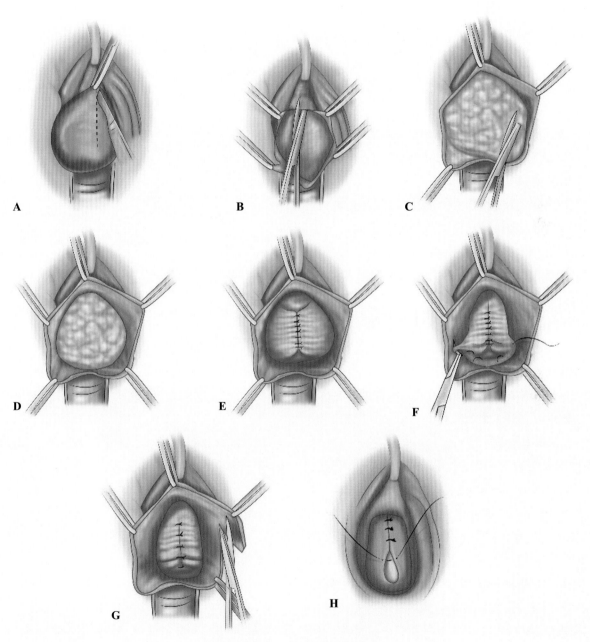

▲ 技术图 1-1　传统阴道前壁修补

A 显示了阴道前壁中央切口；B 应用剪刀扩大中央切口；C 锐性分离阴道壁与膀胱间隙，两侧分离至耻骨上支，近端分离至阴道断端或宫颈处，达到前壁顶端腹膜外间隙水平；D. 膀胱与阴道壁完全游离；E. 显示第一层折叠缝合；F. 显示第二层折叠缝合，通常需要游离阴道黏膜下肌层进行缝合，近端的缝合应达到阴道顶或宫颈上方的位置；G. 缝合完第二层后，修剪阴道前壁黏膜；H. 缝合关闭阴道黏膜（引自 Karram MM. *Surgical Management of Pelvic Organ Prolapse.* Philadelphia, PA: Elsevier/Saunders; 2013.）

- 在手术中应用 Scott 式自锁性牵开器能够使手术操作更方便。
- 阴道黏膜向两侧游离后，可以发现阴道前壁脱垂。远端通常分离至膀胱颈水平（经验和教训），近端分离的位置一般根据脱垂的部位决定。
- 局部麻醉可以在阴道黏膜下注射血管收缩药物（肾上腺素或血管加压素）。注射通常用来进行水分离组织间隙，便于手术。常用药物包括布比卡因 0.25% 伴或不伴肾上腺素，稀释的血管加压素，0.9% 生理盐水。
- 阴道前壁一般采取单一纵切口（经验和教训）。也有在脱垂最重的部位采用横切口并进一步纵向分离阴道黏膜。
- 在分离阴道黏膜时应用一把锐利的窄尖的剪刀，例如 Metzenbaums，从切口部位向两侧、上下进行分离。助手用钳子牵拉出张力。一直分离到阴道前壁全部暴露。对侧同法处理。需要一直分离到耻骨降支。
  - 传统的中央缺陷修补：分离的深度较浅。游离的阴道黏膜为一薄层，纤维肌层组织保留在膀胱上。
  - 中央缺陷添加移植物修补：分离深度要更深。游离的阴道黏膜为较厚的一层，纤维肌层组织保留在阴道黏膜上。
- 膀胱表面的纤维肌层叠瓦式缝合。应用可吸收线（如 Polyglactin 910 线）进行缝合。通常用间断缝合或八字缝合方法。缝合时应注意不要缝合过深，以免发生膀胱损伤或者输尿管梗阻。
- 应用可吸收线进行第二层缝合，可以作为较宽的两侧支撑。膀胱两侧边缘的耻骨下支部位进行筋膜的缝合。2～3 针在背侧进行加固。从上至下逐一进行打结。
- 诊断性膀胱镜检查用来评估膀胱完整性和确定双侧输尿管口喷尿。
- 修剪多余的阴道黏膜，然后进行缝合。通常用可吸收线进行连续缝合。

（二）添加补片修补

- 传统中央缺陷手术添加补片主要是为了增加组织牢固性，当主要的盆内筋膜缺失或有缺陷（八、预后）（技术图 1-2）。最常使用的材料包括不可吸收的合成补片，也有自体补片和可吸收的异体和异种补片。
- 手术步骤在传统手术中已详细讲解，有如下特殊处理：
  - 如果使用合成补片，阴道黏膜分离深度要更深。从膀胱上分离下阴道黏膜和纤维肌层组织。这样可以确保有足够的上皮黏膜覆盖在补片表面，降低补片暴露风险。
  - 在中央缺陷修补完后将补片两侧缝合固定。
  - 当使用补片时尽量保留多余的阴道黏膜，缩小修剪范围。
  - 缝合阴道黏膜时需小心，避免缝合到补片上。

（三）阴道旁修补

- 当阴道前壁侧方的支撑缺陷需要进行阴道旁修补。当阴道前壁侧沟褶皱消失可以考虑存在阴道旁缺陷。这代表阴道侧壁从盆筋膜腱弓（arcus tendineus fascia pelvis，ATFP）上脱离。这些缺陷可以是单侧或双侧的。临床检查可以用一个长的器械沿着侧方阴道沟向内至坐骨棘，支撑来缓解阴道膨出。如果阴道前壁缺陷缓解，说明存在旁缺陷。如果阴道膨出持续存在，则可能存在中央缺陷。
- 最初的步骤同传统修补手术，有如下改变。
  - 侧方的分离要达到盆筋膜腱弓或"白线"。这需要分离和穿过肛提肌到达阴道旁间隙。阴道旁间隙与 Retzius 间隙相连。肛提肌腱弓自坐骨棘到耻骨联合后下方闭孔内肌处。
  - 可以使用 Capio（Boston Scientific，Marlborough，MA）器械协助缝合。缝合部位是沿着白

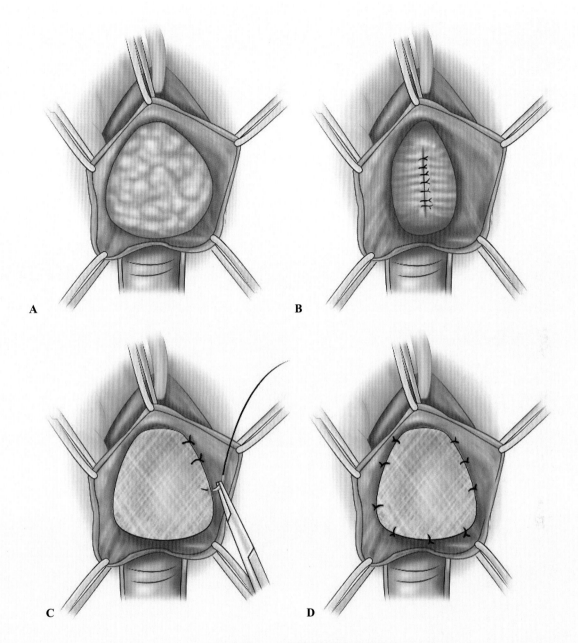

▲ 技术图 1-2　阴道前壁添加补片修补

A. 向两侧和阴道顶端方向分离膀胱和阴道间隙；B. 完成中央的缝合；C. 可吸收线在两侧分离的最远端靠近耻骨下支进行缝合，同时缝合黏膜下膀胱筋膜；D. 补片两侧固定，所有的缝线打结，支撑膀胱（引自 Karram MM. *Surgical Management of Pelvic Organ Prolapse*. Philadelphia, PA: Elsevier/Saunders; 2013. ）

线靠近坐骨棘水平，另外两针是距离耻骨 2～3cm 的部位。同时要缝合同侧的同水平的膀胱表面的盆内筋膜。如果对侧也有缺陷，步骤相同。缝线逐渐打结来提升阴道前壁，

加强阴道侧方的支持（技术图 1-3）。

➤ 也可以经腹进行修补，缝线部位大致相同（技术图 1-4）。这种方法需要阴道内有手指上抬阴道纤维肌层到手术区域。

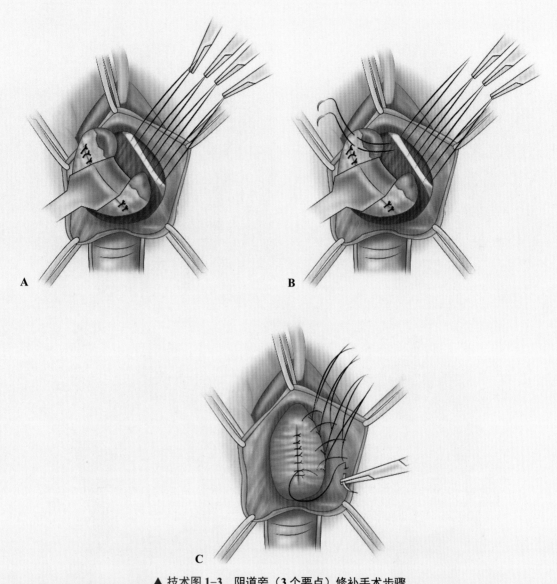

▲ 技术图 1-3　阴道旁（3 个要点）修补手术步骤

A. 3～4 针穿过盆筋膜腱弓覆盖肛提肌表面筋膜（要点 1）；B. 每一针都要穿过一侧分离出的盆内筋膜（要点 2）；C. 每一针都要穿过阴道黏膜下组织，但不能穿透阴道黏膜（要点 3）（引自 Karram MM. *Surgical Management of Pelvic Organ Prolapse*. Philadelphia, PA: Elsevier/Saunders; 2013.）

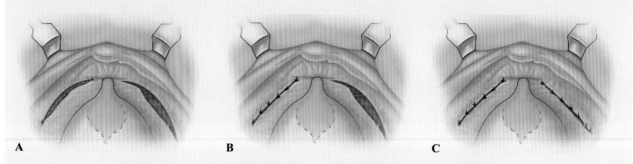

▲ 技术图 1-4　经腹阴道旁缺陷修补，修复两侧耻骨宫颈筋膜与白线的连接

A. 一位患者有两侧阴道旁缺陷，从左侧两端开始进行修补；B. 完成左侧修补；C. 完成双侧修补（引自 Shull BL. How I do abdominal paravaginal repair. *J Pelvic Surg*. 1995;1:43.）

六、经验与教训

（一）阴道前壁指示点

○ 轻轻地牵拉 Foley 尿管使球囊达到膀胱颈。从阴道内触及可明确膀胱颈位置。测量从膀胱颈到脱垂近端，标记后协助切口选择。

（二）分离膀胱

✗ 在分离至阴道旁间隙时为避免膀胱损伤，紧贴或就在耻骨支后方应用弯剪刀进行分离。

（三）阴道前壁修补

○ 缝合两侧阴道前壁时，应用非主要的手指放置在阴道黏膜后方，来辨别缝合深度，同时缝合足够的筋膜组织。

○ 为了找到无血管区，避免分离阴道前壁时膀胱损伤，在最初切开后保留一个 2～3mm 阴道黏膜边缘，用 Alice 钳钳夹作为起始点，在阴道黏膜下锐性分离时进行牵拉。

（四）膀胱镜

○ 膀胱镜检查通常使用 17Fr 硬镜。0° 镜可以用来观察尿道情况，30° 或 70° 镜子可以观察膀胱镜、膀胱前壁或输尿管。

七、术后护理

■ 泌尿妇科手术后的护理与其他良性妇科疾病手术护理相似。

■ 以下手术建议使用抗生素

➤ 经阴道手术：手术护理改进项目（surgical care improvement project，SCIP）指南推荐使用一代或二代头孢类药物 24h。

■ 以下情况不需要持续的膀胱引流

➤ 脱垂手术：整体尿潴留风险低，因此不需要所有的患者都持续导尿。是否留置尿管应该视具体情况而定，患者应该被告知多种选择的利弊。术后尿潴留高危因素的患者可以留置尿管或者通过培训后自己导尿来降低焦虑，以免遇到紧急尿潴留情况。

■ 以下手术建议限制体力活动

➤ 脱垂手术、阴道手术：在术后短期内应限制性生活和有氧运动。

■ 以下手术建议随访评估

➤ 尿潴留高危患者膀胱镜术后 2 周复查。

➤ 阴道手术后低危患者术后 4～6 周复查。

八、预后

■ 传统的中央修补

➤ 因为手术成功率定义不同，结果也变化很大，如果定义为 POP-Q 0 度或 I 度，成功率为 39%；如果定义为不超过处女膜缘、无症状和不需要再次治疗，成功率为 88%[9]。

■ 传统中央修补与添加补片修补（合成材料）

➤ 多中心随机对照试验比较了两种方法，结果显示传统的修补主观成功率为 60%，客观成功率为 35%，1 年以内不到 1% 的再手术率[10]。不可吸收的合成材料主观成功率为 75%，客观成功率为 60%，1 年以内合成的不可吸收的补片暴露而再手术率达 3%。

➤ 合成补片材料第一年侵蚀风险为 11%～15%[11]，

再手术率为7%[12]。

➢ 系统回顾结果显示合成补片（可吸收和不可吸收的）相比于传统中央修补，都能改善客观成功率。与自体组织修补相比，使用合成材料补片与手术失血多、手术时间长、新发其他部位脱垂、新发压力性尿失禁（stress urinary incontinence，SUI）相关。

■ 传统中央手术与添加补片修补（生物材料）

➢ 系统回顾结果显示能够改善客观结局，但是主观生活质量改善无统计学差异。

■ 传统中央修补、合成材料补片、生物材料补片相比

➢ 总失败率无统计学差异（失败定义为有膨出症状，至少阴道前壁脱垂Ⅲ度），但是不同方法的客观失败率是有统计学差异的（定义为阴道前壁脱垂Ⅲ度），发生率分别为58%、18%、46%[13]。

➢ 合成补片材料侵蚀率达14%。

九、并发症

■ 传统中央修补手术1%～3%的膀胱损伤、新发压力性尿失禁、感染和疼痛风险。

■ 添加补片手术新发尿失禁风险12%，1%～4%的膀胱损伤、出血、感染或疼痛风险。合成材料有11%～15%的侵蚀并发症。

参 考 文 献

[1] Wu JM, Vaughan CP, Goode PS, et al. Prevalence and trends of symptomatic pelvic floor disorders in U.S. women. *Obstet Gynecol*. 2014;123(1):141–148.

[2] Haylen BT, de Ridder D, Freeman RM, et al. An International Urogynecological Association (IUGA)/International Continence Society (ICS) joint report on the terminology for female pelvic floor dysfunction. *Neurourol Urodyn*. 2010;29(1):4–20.

[3] Culligan PJ. Nonsurgical management of pelvic organ prolapse. *Obstet Gynecol*. 2012;119(4):852–860.

[4] Cundiff GW, Amundsen CL, Bent AE, et al. The PESSRI study: symptom relief outcomes of a randomized crossover trial of the ring and Gellhorn pessaries. *Am J Obstet Gynecol*. 2007;196(4):405 e401–e408.

[5] Gousse AE, Barbaric ZL, Safir MH, Madjar S, Marumoto AK, Raz S. Dynamic half Fourier acquisition, single shot turbo spin-echo magnetic resonance imaging for evaluating the female pelvis. *J Urol*. 2000;164(5):1606–1613.

[6] Comiter CV, Vasavada SP, Barbaric ZL, Gousse AE, Raz S. Grading pelvic prolapse and pelvic floor relaxation using dynamic magnetic resonance imaging. *Urology*. 1999;54(3):454–457.

[7] Costantini E, Lazzeri M, Mearini L, Zucchi A, Del Zingaro M, Porena M. Hydronephrosis and pelvic organ prolapse. *Urology*. 2009;73(2):263–267.

[8] Eilber KS, Alperin M, Khan A, et al. Outcomes of vaginal prolapse surgery among female Medicare beneficiaries: the role of apical support. *Obstet Gynecol*. 2013;122(5):981–987.

[9] Chmielewski L, Walters MD, Weber AM, Barber MD. Reanalysis of a randomized trial of 3 techniques of anterior colporrhaphy using clinically relevant definitions of success. Am J *Obstet Gynecol*. 2011;205(1):69 e61–e68.

[10] Altman D, Vayrynen T, Engh ME, Axelsen S, Falconer C; Nordic Transvaginal Mesh Group. Anterior colporrhaphy versus transvaginal mesh for pelvic-organ prolapse. *N Engl J Med*. 2011;364(19):1826–1836.

[11] Sokol AI, Iglesia CB, Kudish BI, et al. One-year objective and functional outcomes of a randomized clinical trial of vaginal mesh for prolapse. *Am J Obstet Gynecol*. 2012;206(1):86 e81–e89.

[12] Maher CM, Feiner B, Baessler K, Glazener CM. Surgical management of pelvic organ prolapse in women: the updated summary version Cochrane review. *Int Urogynecol J*. 2011; 22(11):1445–1457.

[13] Menefee SA, Dyer KY, Lukacz ES, Simsiman AJ, Luber KM, Nguyen JN. Colporrhaphy compared with mesh or graft-reinforced vaginal paravaginal repair for anterior vaginal wall prolapse: a randomized controlled trial. *Obstet Gynecol*. 2011;118(6):1337–1344.

阴道顶脱垂修复：阴道入路

Apical Prolapse Repair: Vaginal Approach

Christopher M. Tarnay 著

张 坤 译

第 2 章

妇科手术技巧：泌尿妇科学

Operative Techniques in Gynecologic Surgery: Urogynecology

一、总体原则

（一）定义

- 当阴道上部缺乏支撑时，会发生阴道顶脱垂。阴道主要的支撑结构包括子宫骶韧带和主韧带复合体。这些被 DeLancey 描述为水平 I 支持。分娩、创伤或妇科手术导致的水平 I 支持结构断裂或薄弱，被认为是导致阴道顶脱垂的原因（图 2-1）。有许多术语用来描述阴道顶脱垂。子宫在位时称为子宫脱垂、子宫颈脱垂。切除子宫后则称为阴道穹窿脱垂，阴道袖带状脱垂、肠膨出和阴道顶脱垂。虽然存在明显的阴道顶部支持结构松弛，但是在妇科检查时脱出组织仍保持在阴道口上方，因此阴道顶缺损的识别通常比其他类型的脱垂更困难。临床中要重视阴道顶与其他部位阴道支撑结果是紧密相关的。阴道顶端和阴道前壁是相互依存的，很少发生阴道前壁松弛而不伴有阴道顶下降。对于许多外科医生来说矫正阴道顶端支持结构的手术仍然是一个挑战。

（二）鉴别诊断

- 阴道前壁脱垂或后壁脱垂。
- 阴道壁囊肿。

（三）非手术治疗

- 多数形式的脱垂可以通过子宫托进行非手术治疗。当前的治疗指南推荐在手术治疗之前为所有患者提供子宫托治疗。子宫托是阴道内的支撑装置，其设计是通过使用骨骼和肌肉组织结构以杠杆原理向上"支撑"阴道（图 2-2），或者作为"空间填充"装置占据阴道空间来（图 2-3）阻止脱垂。当代子宫托已经由硅胶制成，然而子宫托的基本概念甚至设计很多年都没有改变。子宫托是脱垂治疗的一线选择，尽管子宫托最终可能不是一个合适的长期解决方案，但应在考虑手术治疗之前将其推荐给所有

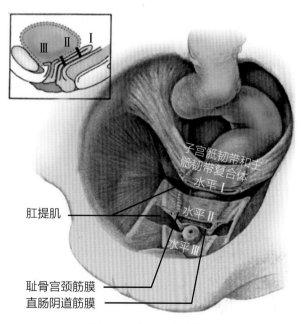

▲ 图 2-1　水平 I 是顶端支持

该近端固定悬吊结构包括子宫骶韧带和主骶韧带复合体。水平 II 显示盆筋膜腱弓的侧向附着。水平 III 显示结缔组织在外侧附着盆筋膜腱弓和前方附着于耻骨联合（引自 DeLancey JO. Anatomic aspects of vaginal eversion after hysterectomy. *Am J Obstet Gynecol*. 1992;166:1717–1724.）

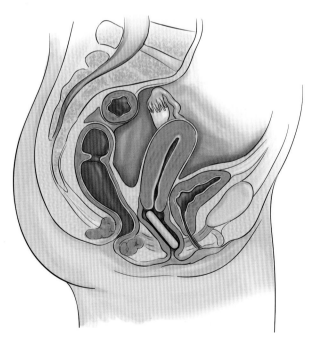

▲ 图 2-2　环形子宫托治疗子宫脱垂

引自 Jones HW, Rock JA, eds. *Te Linde's Operative Gynecology*. 11th ed. Philadelphia, PA: Wolters Kluwer; 2015.

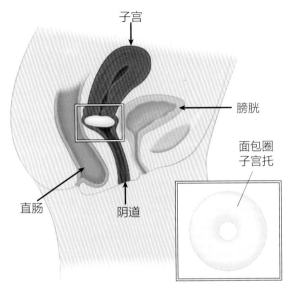

子宫

膀胱

面包圈
子宫托

直肠   阴道

▲ 图 2-3 面包圈子宫托治疗脱垂

有症状的患者。生殖裂孔较宽或阴道长度短的
妇女，其子宫托使用失败率较高，并且有子宫
托脱落掉出的风险。

二、影像学检查与其他诊断方法

- 在压力下对盆腔和阴道的彻底全面检查，通常
  是外科医生唯一需要的检查方法。阴道和盆腔
  检查用于临床所有类型的阴道脱垂是比较可靠
  的。但对于子宫切除术后的阴道脱垂，鉴别脱
  出的疝囊内的脏器（高位直肠膨出与肠膨出或
  肠前壁膨出）是有困难的。在这种情况下，需
  要额外的影像学检查来辅助鉴别。

- 超声检查可用于描述盆底肌肉，内生殖器解剖
  结构和盆腔器官支持结构。超声检查需要一定
  的技术，它可以识别出所涉及的脱垂内容物。
  经阴道和经会阴超声检查已被用于检查阴道支
  持结构缺陷。超声的使用还可以用于评估提肛
  肌解剖结构及其与盆腔侧壁的关系。

- 磁共振成像（MRI）：动态 MRI 患者用力时，
  可以准确地识别出脱垂的结构，还可以提供有
  关受累器官（如子宫、卵巢、膀胱和直肠）的
  有用信息。利用骨盆骨性结构作为标志物，可
  以测量脱垂的严重程度，MRI 图像可提供脱垂
  严重程度的示意性图片。

- 当仔细的体格检查不能确切区分出缺陷的结构
  时，影像学就有很大的作用。子宫切除术后的
  后壁脱垂，区别近端阴道后壁缺陷导致的后壁
  膨出，还是阴道顶缺损导致的肠疝（如小肠膨
  出），影像学检查具有很大的应用价值。

三、术前准备

- 对于仍有子宫的患者，重点讨论的是保留子宫
  行子宫悬吊还是切除子宫行阴道穹窿悬吊术。
  尽管没有证据表明子宫在生殖道脱垂的病因中
  起着重要作用，但对脱垂处理的传统还是切除
  子宫。对于未完成生育计划的妇女，谨慎的做
  法是将手术治疗推迟到分娩后，就像几乎所有
  盆底疾病的手术治疗一样。

- 为了确保经阴道重建手术后膀胱完整性和输尿
  管功能，需要在手术时进行膀胱镜检查。不需
  要进行术前膀胱镜检查，因为它几乎不会影响
  脱垂妇女的手术计划或处理，需除外既往有下
  尿道手术或网片植入可能影响尿道和（或）膀
  胱完整性的时候可以术前使用膀胱镜检查。术
  前口服吩唑吡啶或围术期使用靛蓝胭脂红，亚
  甲蓝或荧光素钠的静脉注射染料，对于膀胱镜
  检查时观察输尿管尿液排出很有必要。

- 由于可能发生脱水或水电解质紊乱，肠道准备
  不是术前必须要做的，也不利于术后恢复。但
  是，术前肠准备或灌肠以减少直肠和乙状结肠
  的粪便，特别是存在后盆腔有较大缺陷和粪潴
  留的患者或排便功能障碍的患者。

四、手术治疗

- 脱垂会影响患者生活质量。至关重要的是，患
  者必须了解脱垂，即使是重度脱垂，如果症状
  既不困扰患者也不限制活动或功能，则无须治
  疗。此外，必须描述与脱垂有关的症状，而不
  是与脱垂不直接相关的症状。例如，通过脱垂
  矫正可能无法有意义地改善膀胱过度活动和尿
  急。同样，背痛、耻骨上压迫感或便秘也可能
  与阴道脱垂无关。

- 一旦决定手术，就需要确定治疗途径。一般认为常规的微创方法均可治疗脱垂。

（一）体位

- 所有阴道修复手术最常见的位置是膀胱截石位（后背着床）。腿部支撑有很多选择。根据作者的经验，可以使用 Yellowfin 式固定来完成所有重建手术。通过这些固定，脚、小腿和腓肠肌受到均等的力量支撑。人们需要避免"高位"截石体位，即膝盖伸直大于 90° 或髋关节过度弯曲。正确的体位可以最大限度地减少其他类型的支撑导致的髋关节过度屈曲、外展和髋关节外旋等，进而引起的周围神经损伤风险（图 2-4）。

- 其他方面是要确保患者充分地位于手术台的"折曲处"。将会阴放置在手术台的边缘或稍下方，可确保适当的暴露，并会减少阴道后缩或器械与手术台接触的限制。

（二）方法

- 为了缩短住院时间，减少术后疼痛，加快术后康复，对于任何类型的脱垂修复方法，应首选微创手术（minimally invasive surgery，MIS）方法。可接受的方法是阴道手术或腹腔镜手术。几乎没有什么情况是 MIS 方法不适用的。阴道或腹腔镜手术可在 24h 住院期间完成。两者都有相

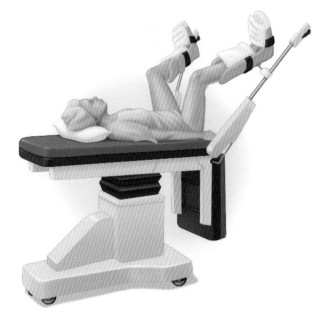

▲ 图 2-4　膀胱截石位（后背着床）

似的术后限制，两者具有大致相同术后康复和止痛药物需求。在本章中，我们将主要描述阴道入路治疗。

阴道入路

利用阴道路径进行阴道顶脱垂治疗时，其关键点是在骨盆中选择一个可识别且适当的支撑结构，通过该结构可以固定阴道穹窿。尽管已描述了几种治疗阴道顶脱垂的技术方法，但使用最广泛和研究最深入的两种方法是将其固定在子宫骶韧带或骶棘韧带上。

五、手术步骤与技巧

（一）子宫骶韧带穹窿悬吊

1. 体位和暴露

- 选择合适的体位，需使用自固定的 Scott 牵开器确保暴露充分。因为 Lone Star 牵开器系统（Trumbull，CT）具有的可靠性和多功能性，在我们的手术操作中使用更多。

- 对于正在接受子宫脱垂治疗的妇女，关键的干预措施不是子宫切除术，而是切除子宫后对阴

道顶的实际处理措施，腹膜内或腹膜外方法均是如此。

- 子宫切除后，必须首先确保所有断端确切止血，并用开腹手术切口保护的纱布保护肠管。我们更喜欢小儿开腹纱布（两个在尾部绑在一起），因为它们较小，并且避免磨损或破坏子宫切除断端（技术图 2-1）。

2. 识别并缝合子宫骶韧带

- 从患者的右边开始，9 点钟和 4 点钟位置使用的 Heaney 牵开器，暴露后腹膜（技术图 2-2）。

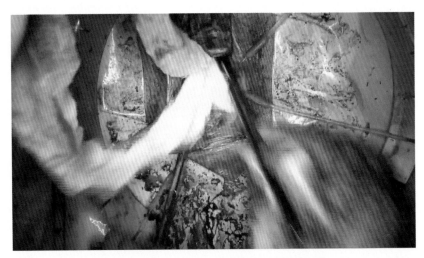

▲ 技术图 2-1　用小儿开腹用纱布排垫肠管

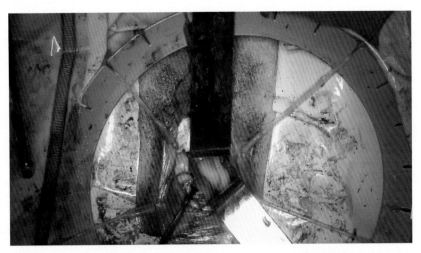

▲ 技术图 2-2　在右侧的 9 点钟和 4 点钟位置牵开

- 用 Allis 夹在同侧抓住阴道后壁断端，并牵拉出张力。
- 手术医生将非操作手的中指放在直肠中，然后朝着腹膜向上触诊，即可确定子宫骶韧带（技术图 2-3），这将产生厚实的"吉他弦"触感，即使在最松弛的情况下也很容易辨别。由于韧带很难单独经腹膜触诊，可靠的韧带定位方法是直肠触诊，联合经阴道牵引。
- 使用带灯的牵开器或外科医生的头灯可以提高手术视野的显露。
- 2-0 单纤维不吸收性缝线或延迟可吸收性缝合

线（例如聚丙烯或聚二氧杂环己酮硫酸盐）固定于韧带外侧和内侧（技术图 2-4）。第一条缝合线应放在坐骨棘的水平位置，这是宫颈阴道交界处的正常解剖位置，也是阴道断端新的静止位置的合适位置。
- 然后可以将第二根缝合线的位置比前者高 1cm。两根缝合线都经过标记并固定在牵开器上，并保留缝线针头，直到稍后固定到阴道断端上。
- 习惯上为了进行区分，可以用弯止血钳标记更多的深方缝合线，而用直止血钳标记浅方缝合线。
- 在患者的左侧重复相同的步骤。将 Heaney 牵开

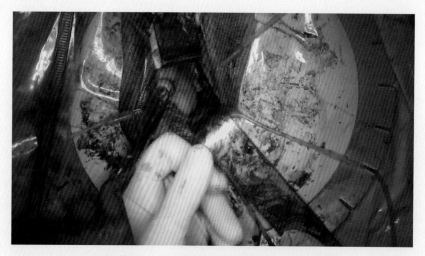

▲ 技术图 2-3　直肠检查以识别并触诊子宫骶韧带

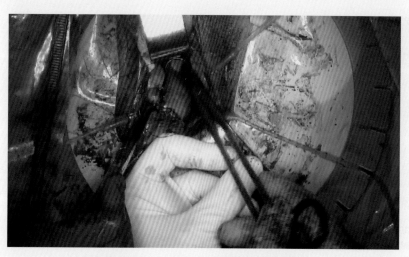

▲ 技术图 2-4　确保从外侧到内侧进行缝合

器放置在 2 点钟和 8 点钟位置。

3. 确保输尿管完好

- 在结扎缝线之前，应进行膀胱镜检查输尿管的通畅性。输尿管位于子宫骶韧带外侧 1cm 以内，很容易受到缝合损伤或"扭曲"。

- 在子宫骶韧带无张力和有张力的情况下，肉眼观察膀胱镜下输尿管口喷尿情况是至关重要的。省略此步骤或未能在离开手术室之前排除输尿管梗阻者，可能对患者（和医师）造成灾难性后果。

- 术中如果观察到输尿管喷尿量不佳或不存在，则需要拆除缝合线，需要有耐心来确定两条缝

合线中的哪一条；但是，一旦识别出有问题的缝合线，就可以将其拆除，并在更内侧的位置进行重新缝合，并再次行膀胱镜检查以确认输尿管恢复喷尿。

4. 将阴道断端缝合附着在子宫骶韧带上

- 在将缝合线固定到阴道断端上之前，应先进行阴道壁修复。可以进行传统的中线阴道壁缝合修补或阴道旁修复术。完成后，阴道前壁应至少关闭 2/3 到阴道断端，以便使后续的阴道缝合变得容易些，一旦将阴道顶端缝线扎紧，阴道前壁切口将被明显抬高，甚至到达难以接近

的位置，不易缝合。

- 有条不紊地将子宫骶韧带缝合线固定在阴道断端上，在固定到阴道断端前，所有 4 根骶韧带缝线都应该在适当的位置。

- 需要注意的是，每条骶韧带都有两根缝合线，一个为深方缝合线，另一个为浅方缝合线。

- 从患者的右侧开始，将阴道断端的侧面（9 点钟位置）连接到深方缝合线（弯止血钳），这将最大限度地提高阴道顶端外侧边缘（技术图 2-5）。

- 缝合应包括部分腹膜和阴道壁，同时避免穿透阴道上皮。缝合时应距阴道断端 0.5cm，以确保关闭阴道后线结保持在阴道切口上方。

- 然后将浅方缝合线（直止血钳）固定到 10 点钟位置。

- 再用一根空针将无针线端缝合在阴道断端，并将其固定在 8 点钟位置。

- 在对侧完成同样的操作，并将缝合线结扎紧，将阴道断端提升至自然位置。

- 完成阴道切口和阴道断端切口闭合。

（二）骶棘韧带穹窿悬吊

- 这是用于阴道穹窿固定的最广泛使用和研究的

技术之一。就像子宫骶韧带悬吊一样，它可以在子宫切除时或切除术后进行，以治疗阴道顶脱垂，是一种腹膜外方法。

1. 切口和暴露

- 切口选择在阴道后壁，如果要进行会阴体成形，可以选择包括会阴的楔形切口。

- 阴道后壁切开分离，向头侧方向分离至阴道顶，侧面至直肠柱，暴露直肠及表面的盆腔内筋膜。

- 触诊触及坐骨棘和骶棘韧带，锐性和钝性结合分离，穿透直肠柱（rectal pillars）。进一步用手指分离韧带将上面薄而平坦的尾骨肌分离，然后可以显露出骶棘韧带。

- 在分离和缝合时要避免损伤重要的神经血管结构，特别需要注意在骶棘韧带和坐骨棘外侧下方的阴部动脉、静脉和神经（技术图 2-6）。

2. 缝合部位

- 自从首次描述该技术以来，在过去数十年，有几种缝合方法，并有很多种用于缝合的器械。被用于穿过这个厚实的韧带，其中包括 Deschamps 或 Miya 钩应用一个神经拉钩协助带

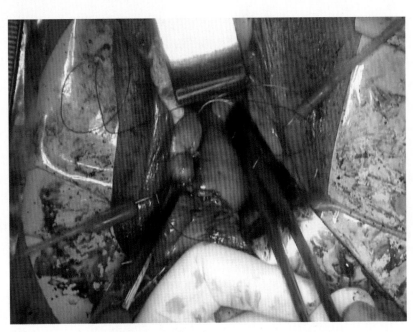

▲ 技术图 2-5　缝合同侧阴道断端与子宫骶韧带

线（技术图 2-7）。目前还可选择 Capio 缝合设备（Boston Scientific，Marlborough，MA），通过"推"和"抓"缝合线，来减少暴露和分离。

- 可以使用单纤维，不可吸收缝线或延迟可吸收缝合线。
- 在此过程中特定的缝合线位置对于避免血管或神经并发症至关重要。距离坐骨棘至少 1.5cm 中部或一指的宽度，避免阴部神经损伤。可以缝合 1～2 针。
- 缝合线缝合在韧带上，避免距离骶骨过近，减少损伤骶神经根的风险。
- 该手术通常是单侧进行的，也有双侧固定的报道，尽管在许多情况下这可能会导致阴道顶或缝合区域过紧。

3. 缝合阴道断端

- 缝合应包括阴道壁全层，但是同时避免穿过阴道上皮。骶棘韧带（SSL）缝合线应连接到相关的阴道顶端，然后将阴道断端上提固定。

4. 保留子宫时阴道顶脱垂修复手术

- 许多妇女希望在子宫脱垂时能够保留子宫，保留子宫的原因包括未完成生育计划、担心对激素功能的影响、希望避免阴道敏感度下降、担心性功能不良、希望维持周期性月经、担心失去女性身份象征，需要分析患者保留子宫的原因，尤其是对于那些认为"子宫切除术"是将卵巢切除的女性。

（三）宫骶韧带子宫固定术

- 该手术以类似于子宫切除术的方式开始，但宫颈阴道切口仅限于阴道穹窿的后半段。
- 手术开始时，在宫颈阴道交界处阴道上皮，从 3 点钟至 9 点钟位置用 0.25% 布比卡因和 1：200 000U 肾上腺素的混合物注射。
- 做切口切开阴道上皮，经子宫直肠窝进入。
- 将子宫骶韧带游离并夹紧，然后横向缝合双侧骶韧带。
- 接下来，将肠管向头侧推开，然后使用 Heaney 牵开器前向牵开，将子宫和前阴道拉开，需要创建一个足够大的切口以便直视下进行缝合。
- 用 Allis 夹在同侧抓住阴道切口断端，并牵拉出张力。

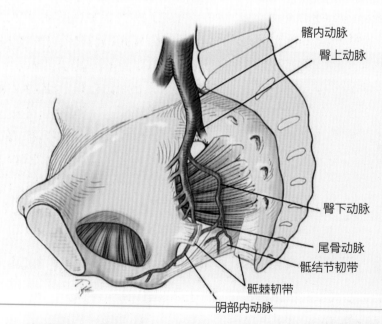

髂内动脉
臀上动脉
臀下动脉
尾骨动脉
骶结节韧带
骶棘韧带
阴部内动脉

▲ 技术图 2-6　骶棘韧带的血管解剖，骨盆侧面图，骶棘韧带及相关血管解剖学

引自 Thompson JR, Gibbs JS, Genadry R, Burrows L, Lambrou N, Buller JL. Anatomy of pelvic arteries adjacent to the sacrospinous ligament: importance of the coccygeal branch of the inferior gluteal artery. *Obstet Gynecol.* 1999;94:973–977, with permission.

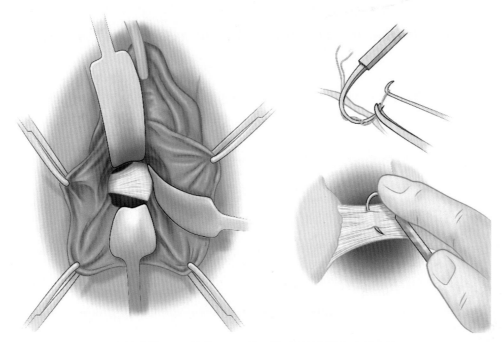

▲ 技术图 2-7　使用 Miya 钩，通过骶棘韧带固定缝合线

引自 Baggish MS，Karram MM. *Atlas of Pelvic Anatomy and Gynecologic Surgery*. New York: Saunders；2001.

1. 缝合部位

■ 以与传统子宫骶韧带穹窿悬吊相似的方法进行手术。

■ 手术医生将非操作手的中指放在直肠中，然后朝着腹膜向上触诊，即可确定子宫骶韧带。它应该具有粗吉他弦的触感，即使在最松弛的情况下也很容易辨别。

■ 将 2-0 单纤维非可吸收性或延迟可吸收性缝合线（如聚丙烯或聚二氧杂环己酮硫酸盐缝线）从韧带外侧缝至内侧。第一条缝合线应放在坐骨棘水平位置。

■ 然后可以将第二根缝合线位置比前者深 1cm，标记两个缝合线并将其固定在牵开器框架上，而保留缝线针头，直到需要固定到子宫 / 宫颈时使用。

2. 将缝合线附着于子宫 / 宫颈

■ 为了充分提供支持，子宫颈必须选择无血管的致密区域。

■ 将深方缝线靠近子宫颈后中线，浅方缝线缝在子宫颈两侧。

■ 当缝合线拉紧结扎时，子宫 / 宫颈会抬高和向后移位。

■ 避免缝线张力过高。

■ 用 2-0 可吸收缝线缝合阴道切口。

六、经验与教训

（一）子宫骶韧带阴道穹窿悬吊

○ 直肠检查时非操作手中指放入直肠内，同时将阴道断端向后牵引，对充分可靠地识别子宫骶韧带（USL）至关重要。

- ⭘ 需进行膀胱镜检查以确认输尿管功能和通畅性。
- ✖ 避免使用永久性编织缝合线，以免缝合线通过阴道皮肤和肉芽组织形成而暴露。

（二）骶棘韧带阴道穹窿悬吊

- ⭘ 从距坐骨棘尖端内侧至少 1.5cm 的位置缝合骶棘韧带对于避免神经损伤很重要。
- ⭘ 注意通过仔细分离暴露 SSL 会改善缝合位置。

七、术后护理

- 由于这是以微创方式完成的，因此可以过夜观察。子宫固定术可以作为门诊手术进行。
- 建议常规处理，包括持续留置导尿管和阴道填塞过夜。
- 尽管阴道修复手术后限制活动的数据有限，但在 4～6 周内限制慢性重复性增加压力和提重物是合理的。
- 建议禁性生活等阴道干涉，保证阴道切口愈合至少 6 周。
- 预防便秘，避免肠蠕动时腹压增加，这样有利于术后恢复。

八、预后

据报道，子宫骶韧带悬吊术 5 年随访结局，客观复发率 15.3%，主观失败率 2.8%。在对 11 项大型试验的统计分析结果显示，骶棘韧带固定成功率在 67%～98%。

九、并发症

- 术中经膀胱镜评估时，子宫骶韧带悬吊术高达 9% 出现输尿管扭结。在手术时识别出缝合有问题至关重要。
- 可能发生阴部神经或神经根的神经病变。臀后肌，直肠或大腿疼痛都可能由神经卡滞或撞击引起。大多数疼痛是自限的，可以使用非甾体抗炎药治疗。然而，如果患者伴随这种阴部或坐骨神经分布严重的神经痛，则应考虑是否继续保留缝合线。

参考文献

[1] Barber MD, Visco AG, Weidner AC, Amundsen CL, Bump RC. Bilateral uterosacral ligament vaginal vault suspension with site-specific endopelvic fascia defect repair for treatment of pelvic organ prolapse. *Am J Obstet Gynecol.* 2000;183(6):1402–1410.

[2] Gutman R, Maher C. Uterine-preserving POP surgery. *Int Urogynecol J.* 2013;24(11):1803–1813.

[3] Karram M, Goldwasser S, Kleeman S, Steele A, Vassallo B, Walsh P. High uterosacral vaginal vault suspension with fascial reconstruction for vaginal repair of enterocele and vaginal vault prolapse. *Am J Obstet Gynecol.* 2001;185(6):1339–1342; discussion 1342–1343.

[4] Leone Roberti Maggiore U, Alessandri F, Remorgida V, Venturini PL, Ferrero S. Vaginal sacrospinous colpopexy using the Capio suture-capturing device versus traditional technique: feasibility and outcome. *Arch Gynecol Obstet.* 2013;287(2):267–274.

[5] Maher C, Baessler K, Glazener CM, Adams EJ, Hagen S. Surgical management of pelvic organ prolapse in women. *Cochrane Database Syst Rev* 2004; 18(4): CD004014.

[6] Maher CF, Cary MP, Slack MC, Murray CJ, Milligan M, Schluter P. Uterine preservation or hysterectomy at sacrospinous colpopexy for uterovaginal prolapse. *Int Urogynecol J Pelvic Floor Dysfunct.* 2001;12: 381–385.

[7] Morley GW, DeLancey JO. Sacrospinous ligament fixation for eversion of the vagina. *Am J Obstet Gynecol.* 1988;158(4):872–881.

阴道后壁修补
Posterior Vaginal Wall Repair

Erin M. Mellano　Lisa Rogo-Gupta　著

王一婷　译

第 3 章

妇科手术技巧：泌尿妇科学

Operative Techniques in
Gynecologic Surgery:
Urogynecology

一、总体原则

（一）定义

- 阴道后壁缺陷是由于阴道后壁的支撑组织薄弱导致。整个阴道后壁的支撑主要靠阴道直肠之间的盆内筋膜组织，有时称为阴道直肠隔。阴道直肠隔由结缔组织组成，包括阴道黏膜固有层、阴道和直肠的外膜组织和纤维肌层。
  - ➤ 阴道后壁缺损经常被称为直肠膨出，指直肠前壁和阴道后壁脱垂到处女膜[17]。
- 阴道后壁缺陷可以有不同的结构疝入阴道内。
  - ➤ 直肠膨出（直肠压向阴道内）（图 3-1）。
  - ➤ 肠膨出（小肠滑入直肠阴道之间，并突向阴道内）（图 3-2）。
- 阴道后壁缺陷可以是独立的缺陷，也可同时伴有阴道前壁或顶端的脱垂（图 3-3）。
- 阴道后壁脱垂的高危因素同其他类型的脱垂，具体如下。
  - ➤ 妊娠。
    - 阴道分娩。
    - 阴道分娩手术助产。
    - 第二产程延长。
    - 巨大儿。
  - ➤ 盆腔手术或创伤。
  - ➤ 导致慢性腹压增加的情况。
    - 便秘。
    - 慢性阻塞性肺疾病。
    - BMI 高。
  - ➤ 绝经后。
  - ➤ 遗传性。
- 阴道后壁膨出症状
  - ➤ 阴道内有肿块感。
  - ➤ 盆腔有压力感。
  - ➤ 需要协助排便的情况
    - 抬高会阴或臀部协助排便。
    - 阴道内手指协助。
    - 直肠内手指协助。
  - ➤ 排便功能异常的情况
    - 便秘。
    - 感觉出口梗阻或"大便滞留"。
    - 粪失禁。

（二）体格检查

- 患者病史采集和一般盆腔检查：见表 1-1。
- 应进行神经系统查体，来评估是否有神经支配

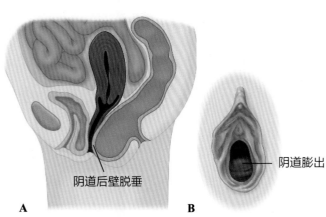

▲ 图 3-1　A. 阴道后壁缺陷矢状位，可以看到直肠突向阴道内；B. 阴道内可见阴道后壁膨出

引自 Knight L. *Medical Terminology: An Illustrated Guide Canadian Edition*. 2nd ed. Philadelphia, PA: Wolters Kluwer; 2013; Bickley LS, Szilagyi P. *Bates' Guide to Physical Examination and History Taking*. 8th ed. Philadelphia, PA: Lippincott Williams & Wilkins; 2003.

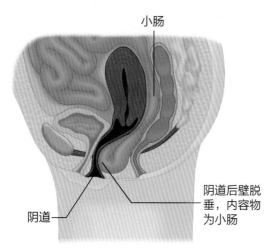

▲ 图 3-2　当小肠疝入阴道后壁和直肠之间形成了肠膨出

引自 Berek JS. *Berek & Novak's Gynecology*. 15th ed. Philadelphia, PA: Lippincott Williams & Wilkins; 2012.

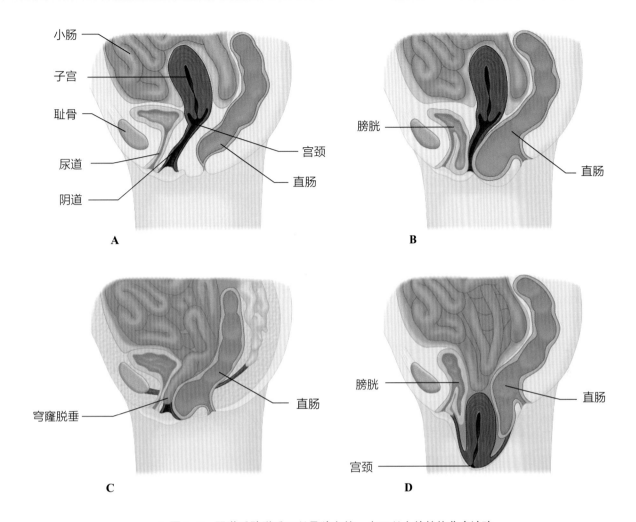

▲ 图 3-3　阴道后壁脱垂可以是独立的，也可以合并其他盆底缺陷

图片显示了多部位脱垂。A. 正常盆底支持；B. 直肠和膀胱膨出；C. 肠膨出；D. 子宫脱垂伴膀胱和直肠膨出（引自 Hatfield NT. *Introductory Maternity and Pediatric Nursing*. 3rd ed. Philadelphia, PA: Wolters Kluwer; 2013. ）

异常导致阴道后壁缺陷。

➤ 检查

- 两侧骶神经根 2～4 支配区域的感觉（图 3-4）。
- 球海绵体肌反射。
- 肛门收缩。
- 盆底肌肌力评估。

■ POP-Q 分度：见 POP-Q 的描述（见第 1 章），可以在仰卧位进行。

➤ 站立位有助于评估最大脱垂程度。

■ 所有部位都应该进行评估，因为脱垂部位经常超过一个部位。

■ Valsalva 动作时要评估会阴体。观察是否有会阴体下降或膨隆。同时做直肠检查了解直肠前壁

膨出是向会阴体方向还是阴道内。

■ 应该做直肠阴道检查。这项检查可以帮助识别阴道后壁缺陷的范围，还可以了解整个直肠括

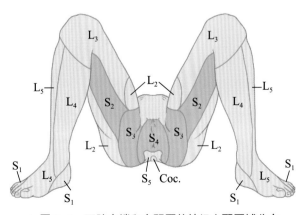

▲ 图 3-4　下肢末端和会阴区的神经支配区域分布

约肌情况，了解肠道滑入阴道与直肠之间情况。

- 如果仰卧位评估有困难，可以换成站立位再次重复检查。

（三）鉴别诊断

- 阴道顶脱垂。
- 阴道前壁脱垂。
- 阴道壁或外阴囊肿。
- 肠道功能紊乱。

（四）非手术治疗

- 对于症状很轻微或拒绝治疗的患者，可以选择观察。
- 对于有排便功能紊乱的患者，肠道症状的改善是非常有意义的。患者症状中有排便功能异常者并不少见，但这些症状可能与脱垂程度不相关。
  - ➤ 慢性便秘的患者，在任何干预前都需要进行必要的饮食和药物治疗，例如增加纤维、泻药和液体摄入等。
  - ➤ 对于有粪失禁的患者也需要强调。
    - 饮食上服用膨胀剂可以阻止稀便排出。
    - 抑制胃肠动力的药物，如洛哌丁胺。
    - 物理治疗：生物反馈和（或）电刺激[1]。
    - 骶神经根电刺激[2]。
    - 目前对于经皮胫神经根刺激治疗的证据还有限，是否能够替代骶神经根刺激尚在研究中[3]。
  - ➤ 盆底肌锻炼伴或不伴物理治疗和生物反馈，对于改善肠道症状都是有意义的。
- 子宫托是脱垂非手术治疗的主要方法。子宫托分为两类：支撑型和填充型。尚不能说哪一种子宫托对后壁脱垂更有效。一般来说，在 Ⅱ / Ⅲ 度子宫脱垂中环形子宫托是最常用的；对于 Ⅳ 度脱垂的患者，应用 Gellhorn 子宫托成功率更高（图 3-5）。
- Gehrung 子宫托或鞍型子宫托可用于后壁脱垂

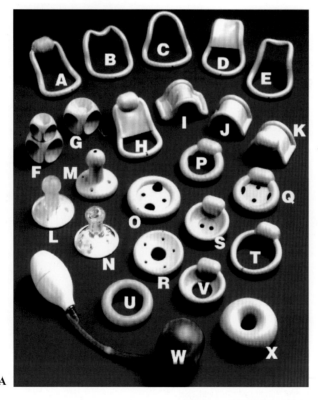
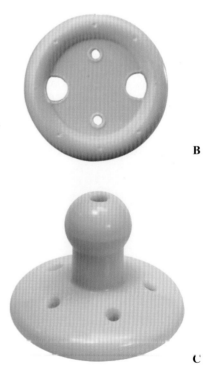

▲ 图 3-5　不同类型和型号的子宫托

A. 显示不同类型的子宫托（引自 Curtis M, Linares ST, Antoniewicz L. *Glass' Office Gynecology*. 7th ed. Philadelphia, PA: Wolters Kluwer; 2014）；B. 支撑型子宫托里的环形子宫托是最常用的（引自 © 2017 CooperSurgical Inc. 版权所有）；C. Gellhorn 型子宫托对于 Ⅳ 度的脱垂最合适（引自 © 2017 CooperSurgical Inc. 版权所有）

的支撑。

> 不幸的是后壁膨出面积过大的患者，初次试戴子宫托失败率较高[4]。

二、影像学检查与其他诊断方法

■ 当临床检查与症状不相符，可以考虑影像学检查。

（一）排粪造影

■ 排粪造影是一种 X 线成像检查，通过 X 线透视检查实时观察排便过程。在这项检查中，先向直肠内灌入钡剂，然后让患者坐在一个能够排便的椅子上模拟排便，X 线透视检查记录一系列的图像。

■ 排粪造影检查能够理想地评估排便效率，对于明确是否有因后壁缺陷所致的粪潴留有很大的临床意义。

■ 排粪造影的相关描述

> 肛直肠角。

> 直肠完全排泄内容物的能力。

> 阴道后壁缺陷。

> 会阴体下降。

> 肛管宽度和长度。

■ 这种方法让患者采取坐位进行排便，与临床实际情况更加相似。

（二）MRI 排粪造影

■ 这项检查可以评估整个盆底和脏器在 Valsalva 动作时状态。有助于评估盆底的下降和多部位的脱垂，对于临床难以鉴别的肠脱垂能够协助诊断。

■ 这项检查采取仰卧位，限制了模仿排便功能，因为有些患者发现这个体位很难排便。

■ 开放式 MR 技术允许患者采取坐位进行评估，弥补了体位限制的不足。

（三）结肠传输试验

■ 便秘的患者，用标记物的方法进行结肠传输试验，可以帮助描述结肠的缓慢运动、下降的活动性（图 3-6）。

■ 检查结果对于治疗计划和术后预期有意义。

（四）经肛门超声（图 3-7）

■ 通过超声检查肛门括约肌复合体，评估是否有肛门括约肌缺陷。

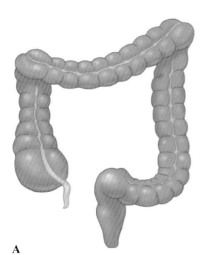 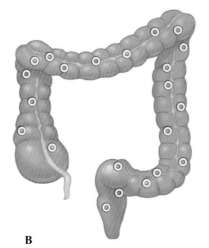 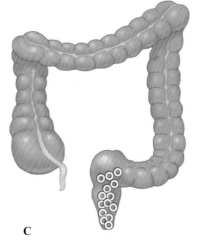

A
如果少于五个标记物留在体内，患者结肠传输功能正常

B
大部分环都分散在结肠内，患者可能肠动力低下或者结肠传输迟缓

C
大部分环聚集在直肠乙状结肠，患者有功能性出口梗阻

▲ 图 3-6　这些图片说明了部位标记检查的结果

A. 描述了第五天正常的运动时间内所有或大部分标记物都排出来了；B. 结肠传输延迟；C. 出口梗阻大部分标记物在结肠内

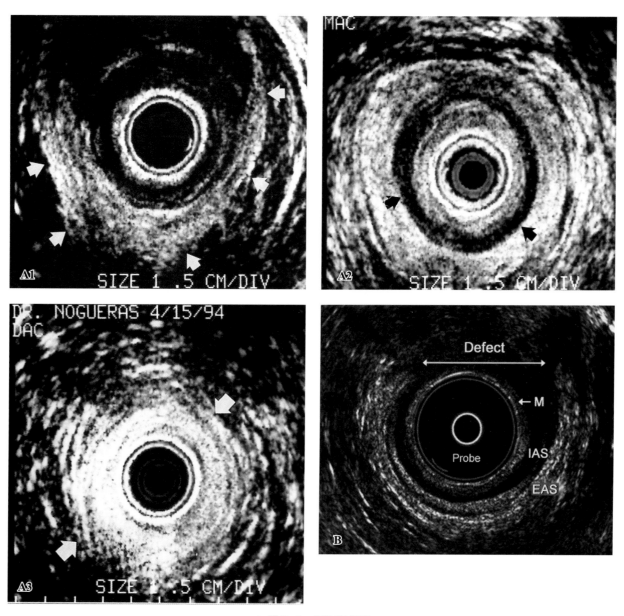

▲ 图 3-7　经肛门超声

A. 显示了一系列肛门内超声图像。A1. 显示的肛管上段后方的耻骨直肠肌（箭）；A2. 肛管中段的低回声为肛门内括约肌（hypoechoic internal anal sphincter，IAS），最厚的地方用箭头指示；A3. 肛管下段低回声的 IAS 消失，由高回声的肛门外括约肌替代（external anal sphincter，EAS）（箭头）（来源：Corman C, Nicholls RJ, Fazio VW, Bergamaschi R. *Corman's Colon and Rectal Surgery*. 6th ed. Philadelphia, PA: Wolters Kluwer; 2012）。B. 显示肛门外括约肌前壁缺陷 / 撕裂。低回声的肛门内括约肌完整。M 为上皮下组织（引自 Rock JA, Jones HW. *Te Linde's Operative Gynecology*.10th ed. Philadelphia, PA: Wolters Kluwer; 2008. ）

- 对于粪失禁和后壁脱垂的患者，发现这些缺陷有助于术前制订计划。

三、术前准备

- 应该治疗术前的慢性便秘，同时讨论术后便秘的处理。

- 如果患者同时存在肛门括约肌缺陷，手术中可以考虑同时修补。

- 如果患者存在多部位脱垂，手术时应兼顾所有的脱垂部位。

- 如果患者有压力性尿失禁，应讨论是否术中同时手术。

- 直肠阴道检查能明确直肠和阴道之间纤维肌层组织缺损的范围。如果顶端的纤维肌层组织发生分离,应该进行部位特异性的顶端悬吊修补[5]。
- 部位特异性与传统后壁缝合相比。
  - 并没有数据支持哪一种技术优于传统方法。

四、手术治疗

- 阴道后壁缺陷通常采取经阴道手术治疗。然而,当患者同时存在顶端脱垂,拟行骶骨固定术,为了加强阴道后壁可以进行骶骨会阴固定术。
- 结直肠手术中修补这些缺陷可以通过经肛门的方法;然而Ⅰ级证据显示经阴道手术结局更好。
- 本书的目的,主要介绍经阴道手术和腹腔镜手术两种方式。
- 没有证据支持术前需要做肠道准备,然而,医生需要在术中进行直肠阴道评估,需要术前清除直肠内的粪便[6]。
  - 没有证据支持哪一种肠道准备优于其他。

(一)体位

- 无论是经阴道手术还是腹腔镜手术,患者都应该采取膀胱截石位(图3-8)
- 经阴道手术,上臂可以不固定,以便进行静脉输液。
- 腹腔镜手术
  - 患者应该采取膀胱截石位,以便术中能够进行充分的会阴体评估。
  - 上肢应该固定以方便床旁手术。
  - 为了保证足够的输液量,应该再开一条静脉通路。

(二)方法

- 对于绝大部分阴道后壁缺陷的患者经阴道手术是一个好的方法。
- 有些术者即使同时行骶骨固定术时也会选择经阴道手术。
- 骶骨会阴体固定术可以腹腔镜下进行,将后壁网片一直向下固定到会阴体,来修补后壁的缺陷。
  - 然而数据显示在骶骨固定术中行后壁修补,不同的手术路径结局无差异[7]。但有一些证据表明骶骨会阴体固定术后排便症状可能更差[8]。

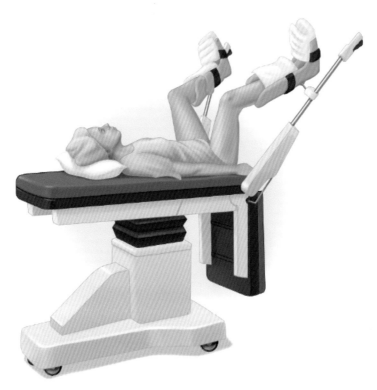

▲ 图 3-8 膀胱截石位

五、手术步骤与技巧

（一）经阴道手术方法

- 这种手术可以在局部麻醉下或全身麻醉下进行。患者采用膀胱截石位。外阴和阴道常规进行消毒、铺巾。

- 术中进行直肠检查来评估肛门情况是有意义的。

- 使用阴道自锁性牵开器来充分暴露视野（技术图 3-1）。

- 如果同时进行其他部位脱垂手术或进行抗尿失禁手术，通常这些手术在后壁脱垂手术前进行。

- 术中留置尿管，持续引流。

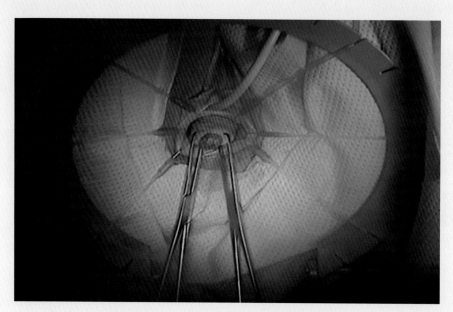

▲ 技术图 3-1　Lone Star 自锁性阴道牵开器图片

（二）传统缝合

- 两把 Allis 钳夹后壁阴唇系带 5 点钟和 7 点钟位置。第三把 Allis 钳夹脱垂顶端中央（技术图 3-2）。

- 阴道黏膜下注射布比卡因或利多卡因加稀释的肾上腺素，来进行水分离和止血。

- 如果同时进行会阴体修补，会阴要分离出一块三角形黏膜区域。

- 如果不行会阴体修补术，可以在阴道黏膜和会阴体皮肤之间做横切口（技术图 3-3A）。

- 建立阴道黏膜切缘并游离。可以使用 Metzenbaum 剪刀在上皮间分离出一个平面（技术图 3-3A）。直肠阴道纤维肌层组织予以保留。阴道黏膜切口为纵向延伸，以便向两侧分离阴道上皮与纤维肌层组织，直到达到两侧肛提肌

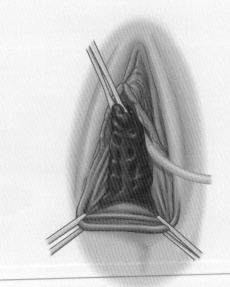

▲ 技术图 3-2　图片显示后壁缝合术开始，使用 Allis 钳进行牵拉固定。这样有助于局部使用肾上腺素进行浸润麻醉及水分离

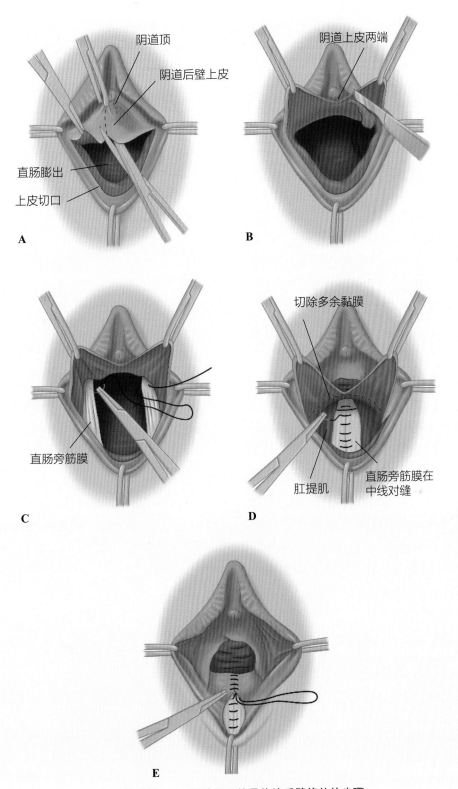

▲ 技术图 3-3 图片显示的是传统后壁修补的步骤

A. 在阴道后壁会阴体上方的黏膜处做横切口。分离阴道后壁黏膜与纤维肌层组织，并在阴道黏膜中央行纵切口；B. 紧贴着纤维肌层组织向两侧分离阴道后壁黏膜；C. 直肠周围的筋膜 / 纤维肌层组织在中线处进行缝合，从缺损的部位上方开始缝合；D. 如果同时进行会阴体修补，肛提肌和会阴体需要重建加固。E. 修剪阴道黏膜和会阴体皮肤，连续缝合关闭切口

（技术图 3-3B）。

- 应进行直肠检查来明确分离的范围是否超过了触诊缺损的地方。

- 应用延迟可吸收线在中央间断或 8 字缝合直肠阴道间纤维肌层组织（技术图 3-3C）。术中可以在直肠内放一根手指来协助缝合足够的纤维肌层组织，且不穿透直肠。同时也能够识别薄弱的部位。

- 修剪阴道黏膜，用 2-0 延迟可吸收线连续缝合（技术图 3-3D 和 E）。不需要去除阴道皮肤。修剪阴道黏膜时，应注意不要去除过多的黏膜，以免阴道狭窄，阴道有张力，导致慢性盆腔痛，尤其在绝经后女性阴道黏膜萎缩情况下。

- 如果同时行会阴体修补，应该在关闭阴道皮肤之前进行会阴体重建。

1. 部位特异性后壁缝合

- 与传统的后壁修补的方法和手术步骤相似。

- 在传统的修补中，后壁阴道黏膜做横切口，紧贴直肠阴道纤维肌层组织分离阴道黏膜。

  ➢ 一根手指放在直肠内来检查直肠阴道纤维肌层组织缺损的范围。根据损伤的范围，撕裂的阴道直肠隔需要部位特异性的进行修补（技术图 3-4 和技术图 3-5）。

  ➢ 如果阴道直肠隔从会阴体处分离，需要在会阴体进行部位特异性的修补和加强。

2. 阴道顶端分离

- 很多阴道后壁缺陷是由于阴道直肠隔顶端分离所致。在直肠检查时向前腹侧扩张用力则很容易识别。

- 将阴道直肠隔与阴道顶端再次连接重建支持结构。当存在顶端缺陷，骶棘韧带是一个很好的固定阴道直肠隔的点。

- 直肠旁间隙比较容易分离。术中可以触及坐骨棘，应钝性分离周围的组织。

- 使用缝合器械，如 Capio 缝合装置，用不可吸收线或延迟吸收线缝合骶棘韧带。

- 骶棘韧带缝合点应距离坐骨棘 1 ～ 2 指宽，注意不要缝合到韧带后方。

- 根据阴道后壁缺陷情况，可以缝合一侧或两侧的骶棘韧带。

- 一侧或两侧的缝合可以作为阴道直肠隔顶端的固定。

  ➢ 缝合附着于阴道直肠隔。

  ➢ 阴道直肠隔加固后，骶棘韧带缝线打结，来纠正顶端分离。

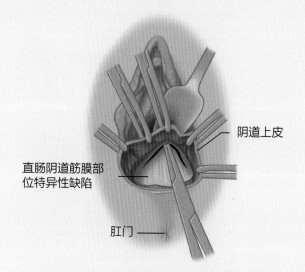

▲ 技术图 3-4 部位特异性阴道后壁修补，显示直肠阴道筋膜有一个缺损

直肠阴道筋膜部位特异性缺陷
阴道上皮
肛门

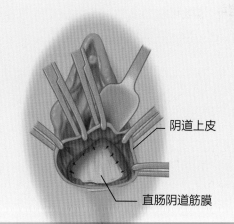

▲ 技术图 3-5 部位特异性阴道后壁修补，阴道直肠隔缺损缝合

阴道上皮
直肠阴道筋膜
肛门

> 再次检查解剖重建情况以及阴道后壁缺陷纠正情况。
> 连续缝合阴道黏膜关闭切口。

3. 添加补片

> 经阴道放置后壁的合成聚丙烯网片不能够改善手术成功率，且有较高的网片侵蚀率[9]。因此不推荐后脱垂手术使用经阴道合成网片。
> 当纤维肌层组织缺损较大，没有能够加固的组织，可以考虑添加生物材料。
> 没有数据支持使用生物材料改善结局[10]。

（三）阴道后壁脱垂腹腔镜手术方法

■ 当同时存在顶端支持缺陷可以考虑经腹入路。可以是开腹或腹腔镜行骶骨会阴体固定术：
> 患者采取膀胱截石位。
> 腹部及会阴区域进行术前准备，留置 Foley 尿管。
> 腹腔镜手术是否使用机器人手术，根据患者情况和术者习惯来决定。

■ 进入腹腔后行传统的骶骨固定术（见"第 4 章 阴道顶脱垂修复：腹部入路"）。
> 阴道内放置支撑器械方便分离（如 EEA sizer 或 Colpassist）。
> 打开后腹膜向下分离阴道直肠隔直至会阴体水平。
> 会阴体外侧给予压力来识别腹腔镜分离部位。
> 打开阴道后壁腹膜，将其解剖至会阴体。
> 网片的后叶铺在阴道直肠隔里固定在会阴体。其余部分的后叶网片间断缝合固定在阴道后壁。

■ 其余的骶骨固定术步骤同"第 2 章 阴道顶脱垂修复：阴道入路"。

六、经验与教训

（一）保守治疗

○ 子宫托是一个合理的保守治疗方法。

（二）排便功能紊乱

○ 强调术前肠道功能的管理是必要的。如果不需要手术，也可以一定程度缓解症状。对术后的观察也有益处。有必要进行放射性检查来更好地诊断和治疗潜在的排便功能障碍。

（三）常规手术

○ 常规手术路径为经阴道手术。如果计划同时行骶骨固定术，可以考虑行骶骨会阴体固定术。也可以与阴道后壁传统缝合同时进行骶骨固定术。一般不选择经肛门路径。

（四）后壁修补类型

○ 传统后壁缝合和部位特异性的修补都是有效的。具体选择哪种手术由医生的经验和习惯决定。如果存在顶端缺陷，为了降低复发风险应考虑顶端修补。不推荐使用合成网片。

（五）术后护理

○ 肠道管理是术后护理最关键的内容。

七、术后护理

- 术后常规护理内容同其他脱垂手术。
- Foley 尿管引流。
  - 没有证据支持单纯的阴道后壁修补术，术后需要留置 Foley 尿管。
  - 当患者同时行抗尿失禁手术或前壁缝合或顶端悬吊，我们建议留置尿管过夜，次日早晨行排尿试验。
- 预防使用抗生素。
  - 不推荐后壁修补手术预防使用抗生素。
  - 如果同时使用网片，则建议预防性应用抗生素。
    - 抗生素应该覆盖革兰阴性菌、革兰阳性菌；但是没有推荐的抗生素类型和剂量。
- 肠道功能相关药物：推荐的和需要的。
  - 术后需要避免便秘。
  - 没有数据支持哪一种肠道功能相关药物。
  - 如果患者术前服用相关药物，术后应该继续同样的药物。
  - 避免屏气用力，每天两次使用大便软化剂。
  - 可以加用传统的泻药，如每天服用聚乙二醇、枸橼酸镁、多库酯钠、灌肠剂。
- 避免性生活或阴道内放置异物：推荐的和需要的。
  - 在伤口愈合之前应避免性生活或阴道内放置异物。通常需要 6～8 周时间。
- 活动限制。
  - 推荐：没有指南说明术后应避免用力的程度。
  - 通常：避免提超过 10～25 磅的重物。
- 随访评估。
  - 通常：没有推荐的术后随访时间。一般患者在术后 6～8 周复诊。如果患者有并发症，则要及时就诊。
  - 根据医生的需要决定长期随访时间。

八、预后

（一）中央折叠缝合 / 传统后壁缝合

- 解剖成功率为 76%～96%。
- 术后性交痛发生率为 5%～45%，可能与肛提肌缝合关系较大。
- 术后约 25% 的患者仍需要手指协助排便 [11]。
- 解剖成功不一定伴随功能改善 [12]。

（二）部位特异性后壁修补

- 成功率与中央折叠缝合报道相似。
- 在一个回顾性研究中，比较了部位特异性和传统修补方法，结果显示部位特异性修补复发率显著升高 [13]。

（三）添加补片

- Paraiso 等进行了一个前瞻性的随机对照研究，比较添加补片（合成或生物补片）、部位特异性修补、传统修补。结果显示传统修补和部位特异性修补复发率无统计学差异；然而添加补片组 1 年内解剖失败率显著升高 [14]。
- 后壁应用补片会增加手术并发症，如性交痛增加到 63%，但客观治愈率会明显改善 [15]。

（四）经腹骶骨会阴体固定术

- 解剖成功率 45%～90% [11]。
- 症状相关的成功率不同，有的报道症状加重，有的报道症状改善 [8, 16-19]。

（五）经肛门和经阴道方法

- 在一个纳入几个随机对照试验的 Meta 分析中显示，与传统手术相比，经肛门手术组客观结果更差 [10]。

九、并发症

（一）术中并发症

- 出血。

> 局部麻醉使用稀释的肾上腺素或血管加压素能够减少分离过程中的出血。
> 在骶棘韧带固定手术分离直肠旁间隙过程中容易发生出血。如果出血可以压迫几分钟。如果能明确出血点，可以缝合或结扎止血。

■ 直肠损伤。
> 损伤直肠风险是有的，尤其是有既往修补术史的病例。
> 肠道准备不会降低损伤风险。
> 术中行阴道直肠检查可以降低损伤风险。

■ 缝合损伤直肠。
> 缝合过程中阴道直肠检查可以降低此风险。
> 手术结束前进行仔细的直肠检查，来确保直肠通畅且未缝至黏膜下。

（二）早期术后并发症

■ 阴道出血。
■ 便秘或排便疼痛。
> 术后服用肠道功能相关药物是需要的，保证手术区域内肠管无压力。
> 应该给患者大便软化剂。如果需要可以使用泻药或灌肠剂。
> 术后肠道相关药物应与术前相同。

■ 感染。
■ 臀部疼痛。
> 如果行骶棘韧带固定术来重建顶端与阴道直肠隔连接，可能发生臀部疼痛。
> 轻度的臀部疼痛术后会自行缓解。
> 严重的疼痛，伴有活动或感觉的缺失，应立即引起重视，表示缝合时可能损伤了坐骨神经。

■ 延迟的并发症。
■ 脱垂复发。
■ 排便功能异常。
> 后壁修补术后报道有新发的排便功能异常。

■ 性交痛。
> 肛提肌缝合的患者更常见性交痛。

参考文献

[1] Vonthein R, Heimerl T, Schwandner T, Ziegler A. Electrical stimulation and biofeedback for the treatment of fecal incontinence: a systematic review. *Int J Colorectal Dis.* 2013;23(11):1567–1577.

[2] Thaha MA, Abukar AA, Thin NN, Ramsanahie A, Knowles CH. Sacral nerve stimulation for faecal incontinence and constipation in adults. *Cochrane Database Syst Rev.* 2015;(8):CD004464. doi: 10.1002/14651858.CD004464.pub3

[3] Edenfield AL, Amundsen CL, Wu JM, Levin PJ, Siddiqui NY. Posterior tibial nerve stimulation for the treatment of fecal incontinence: a systematic evidence review. *Obstet Gynecol Surv.* 2015;70(5):329–341.

[4] Ramsay S, Tu le M, Tannenbaum C. Natural history of pessary use in women 65-74 versus 75 and older with pelvic organ prolapse: a 12-year study. *Int Urogynecol J.* 2016;27(8):1201–1207.

[5] Glavind K, Christiansen AG. Site-specific colporrhaphy in posterior compartment pelvic organ prolapse. *Int Urogynecol J.* 2016;27(5): 735–739.

[6] Ballard AC, Parker-Autry CY, Markland AD, Varner RE, Huisingh C, Richter HE. Bowel preparation before vaginal prolapse surgery: a randomized controlled trial. *Obstet Gynecol.* 2014;123:232–238.

[7] Grimes CL, Lukacz ES, Gantz MG, et al; NICHD Pelvic Floor Disorders Network. What happens to the posterior compartment and bowel symptoms after sacrocolpopexy? Evaluation of 5-year outcomes from E-CARE. *Female Pelvic Med Reconstr Surg.* 2014;20(5): 261–266.

[8] Ramanah R, Ballester M, Chereau E, Bui C, Rouzier R, Daraï E. Anorectal symptoms before and after laparoscopic sacrocolpoperineopexy for pelvic organ prolapse. *Int Urogynecol J.* 2012;23(6):779–783.

[9] Schimpf MO, Abed H, Sanses T, et al; Society of Gynecologic Surgeons Systematic Review Group. Graft and mesh use in transvaginal prolapse repair: a systematic review. *Obstet Gynecol.* 2016;128(1): 81–91.

[10] Maher C, Feiner B, Baessler K, Schmid C. Surgical management of pelvic organ prolapse in women. *Cochrane Database Syst Rev.* 2013;(4): CD004014. doi: 10.1002/14651858.CD004014.pub5

[11] Karam M, Maher C. Surgery for posterior vaginal wall prolapse. *Int Urogynecol J.* 2013;24(11):1835–1841.

[12] Kahn MA, Stanton SL. Posterior colporrhaphy: its effects on bowel and sexual function. *Br J Obstet Gynecol.* 1997;104(1):82–86.

[13] Abramov Y, Gandhi S, Goldberg RP, Botros SM, Kwon C, Sand PK. Site-specific rectocele repair compared with standard posterior colporrhaphy. *Obstet Gynecol.* 2005;105(2):314–318.

[14] Paraiso MF, Barber MD, Muir TW, Walters MD. Rectocele repair: a randomized trial of three surgical techniques including graft augmentation. *Am J Obstet Gynecol.* 2006;195(6):1762–1771.

[15] Milani R, Salvatore S, Soligo M, Pifarotti P, Meschia M, Cortese M. Functional and anatomical outcome of anterior and posterior vaginal prolapse repair with prolene mesh. *BJOG*. 2005;112(1):107–111.

[16] Baessler K, Schuessler B. Abdominal sacrocolpopexy and anatomy and function of the posterior compartment. *Obstet Gynecol*. 2001;97(5 Pt 1): 678–684.

[17] Marinkovic SP, Stanton SL. Triple compartment prolapse: sacrocolpopexy with anterior and posterior mesh extensions.

BJOG. 2003;110(3): 323–326.

[18] Fox SD, Stanton SL. Vault prolapse and rectocele: assessment of repair using sacrocolpopexy with mesh interposition. *BJOG*. 2000;107(11): 1371–1375.

[19] Thornton MJ, Lam A, King DW. Bowel, bladder and sexual function in women undergoing laparoscopic posterior compartment repair in the presence of apical or anterior compartment dysfunction. *Aust N Z J Obstet Gynaecol*. 2005;45(3):195–200.

阴道顶脱垂修复：腹部入路

Apical Prolapse Repair: Abdominal Approach

第4章

Christopher M. Tarnay 著

张 坤 译

妇科手术技巧：泌尿妇科学

Operative Techniques in
Gynecologic Surgery:
Urogynecology

一、总体原则

（一）定义

当阴道上部缺乏支撑时，阴道顶端会发生脱垂。阴道顶端主要的支撑结构包括子宫骶韧带和主韧带复合体——被 DeLancey 描述为水平 I 支持。分娩、创伤或妇科手术导致的水平 I 支持结构断裂或薄弱，被认为是导致阴道顶脱垂的原因（图 4-1）。

有许多术语用来描述阴道顶脱垂。子宫在位时称为子宫脱垂，子宫宫颈脱垂；在阴道完全外翻时称为子宫体脱垂。如子宫切除后称为阴道穹窿脱垂、阴道袖带状脱垂、肠膨出和阴道顶脱垂。阴道顶缺损的识别通常比其他类型的脱垂更困难。由于可能存在明显的阴道顶部支持结构松弛，但在妇科检查时脱出组织仍保持在阴道外口上方，阴道顶缺损的识别通常比其他类型的脱垂更困难。阴道顶支持结构与其他阴道的支撑结构紧密相关是需要考虑的重要临床因素。阴道顶端和阴道前壁是相互依存的，很少发生阴道前壁松弛而不伴有阴道顶下降。对于许多外科医生来说重建阴道顶端支持结构的手术仍然是一个挑战。

在本章中，我们将探讨通过腹部途径进行阴道顶脱垂修复，包括通开腹或腹腔镜小切口微创方法。使用机器人辅助进行腹腔镜手术是目前最常见的技术，也是通过腹部入路进行阴道顶脱垂修复。

（二）鉴别诊断

- 阴道前壁或后壁脱垂。
- 阴道壁囊肿。

（三）解剖因素

阴道顶支撑结构缺失，首先需要了解宫颈阴道连接处在支撑结构正常时的位置。直立位妇女的正常阴道轴为"香蕉"形，远端 1/3 接近垂直，并急剧过渡到近端几乎水平状况，使得阴道和直肠位于提肛板上（图 4-2）。解剖和影像学研究证实阴道顶位于大约坐骨棘水平。因此，恢复正常解剖结构应将脱垂的阴道顶提升至该位置附近。确定重新悬吊阴道顶端的替代结构，是阴道顶解剖恢复的必要条件。子宫骶韧带（USL）或骶骨岬，特别是骶骨前纵韧带，是腹腔内可利用的最可靠的结构，可作为阴道顶悬吊的固定点（图 4-3）。

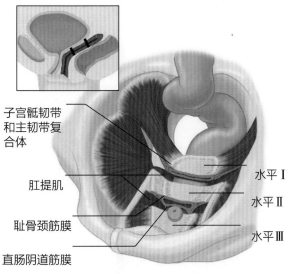

子宫骶韧带和主韧带复合体

肛提肌

耻骨颈筋膜

直肠阴道筋膜

水平 I

水平 II

水平 III

▲ 图 4-1　支持水平

在 DeLancey 分类中，水平 I 代表包括子宫骶韧带和主韧带复合体的近端支撑结构。顶端支持手术必须尝试通过利用水平 I 结构或寻找可靠的替代物（如骶骨前纵韧带）来恢复水平 I 支持（引自 DeLancey JO. Anatomic aspects of vaginal eversion after hysterectomy. *Am J Obstet Gynecol.* 1992;166:1717–1724）

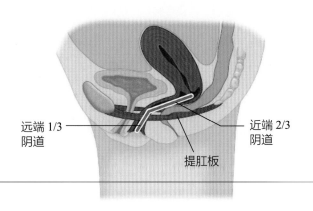

远端 1/3 阴道

近端 2/3 阴道

提肛板

▲ 图 4-2　女性骨盆的矢状面

直立女性的阴道轴显示远端 1/3 接近垂直方向，近端 2/3 接近水平位，位于提肛板上

切除脱垂的子宫，并结合预防性措施以防止将来阴道顶脱垂，被认为是子宫脱垂的主要手术方法。通过阴道入路，适合进行联合阴道修复方法的手术，例如阴道前或后壁修复。如果选择经阴道手术来纠正子宫脱垂，则可以选择保留子宫并悬吊脱垂的子宫而不是切除子宫，这被称为子宫固定术。

妇女想要保留子宫的原因有几个方面，例如保留生育力和保持女性身份象征，其他原因可能是保留子宫的手术会减少手术时间和失血量，缩短术后恢复时间。了解骶前间隙的具体解剖结构至关重要。如果网片固定不当会损伤局部血管结构，导致局部出血甚至灾难性的严重出血风险。另一罕见但严重的并发症是缝合线固定在椎间盘后发生的椎间盘炎，椎间盘炎是指椎体和椎间盘间隙的感染。

在一项研究中，对于接受骶骨固定术（SCP）的女性进行 MRI 骶骨解剖的研究中，女性在 MRI 骶骨岬最突出的结构通常是椎间盘。在此位置，中线脉管系统复杂，且邻近主要血管和右输尿管的位置，需要将缝线放置在骶骨岬以下（图 4-4）。

（四）非手术治疗

见"第 2 章　阴道顶脱垂修复：阴道入路"中"非手术治疗"部分。

二、术前准备

选择合适的患者对于脱垂治疗后取得满意效果至关重要。临床检查时应明确存在阴道顶脱垂。最大脱垂程度与患者对脱垂严重程度的描述应匹配。如果存在差异，可以在患者站立位时检查，来实现最大程度脱垂。在患者站立双脚分开的情况下，最大程度的 Valsalva 屏气用力，可以诱发脱垂。

三、手术治疗

子宫脱垂妇女选择手术治疗应结合其脱垂严重程度，并以患者为中心。盆底重建外科医师的沟通技能是一项必不可少的工具，至少要能够提供满足患者期望的治疗计划。需要注意的是，诸如脱垂之类的疾病最终几乎永远不会威胁生命，但却会影响生活质量。盆底重建外科医师的工作是告知患者各种选择，提供可用的数据和详细内容，并与患者达成共同的决定。治疗方案的选择经常取决于外科医生的意愿，而未考虑到患者的喜好。

- 子宫骶韧带穹窿悬吊术：将阴道穹窿固定到 USL，这可以在子宫切除术的开腹手术中或通过腹腔镜进行。

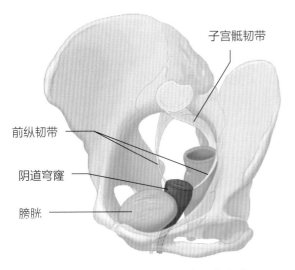

▲ 图 4-3　经腹部视野显示阴道顶部和穹窿脱垂的解剖固定点

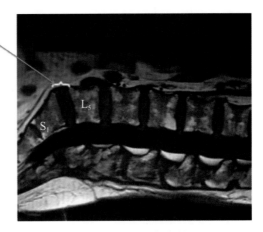

▲ 图 4-4　骶前固定术中椎间盘位置

■ 骶骨阴道固定术：通过网片将阴道前壁和后壁固定到骶骨岬位置，可以通过腹部或腹腔镜进行。

（一）体位

■ 将患者置于较低的膀胱截石位（图 4-5），通常采取 Allen 式固定法，进行常规的腹部切开手术。会阴区域手术需要放置阴道操作器械，保证良好的阴道活动性，并放置必要的阴道扩张器械，以便于将网片缝合至阴道前后壁。

■ 腹腔镜顶端支撑手术也在膀胱截石体位下进行，与阴道入路相同，对阴道手术的要求相同，但

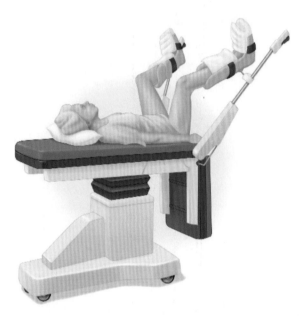

▲ 图 4-5　截石体位

通常需要更大角度的 Trendelenburg 体位。在机器人辅助腹腔镜手术中体位很关键，通常患者体位需要达到 30° 倾角头低位，才能使大小肠向头侧移位，以方便暴露观察骶骨和盆腔。

■ 在机器人手术中，采用角度较大的 Trendelenburg 体位，有多种方法可保护患者以防止其向头部滑动。可以使用泡沫 "蛋架" 样垫或专门设计的高摩擦系数的垫子，如 Safe-T-Secure（Chapel Hill，NC）、Pink Pad（Xodus Medical）等。

■ 放置胃管胃减压可能会有所帮助。

■ 应使用防止角膜擦伤的眼睛保护和防止手术摄像器械偶然接触的面部保护（图 4-6）。

■ 手臂应收拢，肘部垫软垫，并保护双手。

■ 躯干应固定在手术台上。

（二）方法

　　1962 年，Lane 首次描述了经腹途径治疗子宫或阴道穹窿脱垂的骶骨阴道固定术。如果有子宫，就进行子宫切除，然后将阴道顶端固定在骶骨前纵韧带上。虽然最初的描述是利用 S_1 和 S_2 的表面，但现代多利用的是骶骨岬前特定的韧带——前纵韧带。这种改变是可以简化分离过程，最明显的是避免了丰富静脉丛存在的位置。将植入物连接到阴道前壁和后壁，另一端连接到前纵韧带上（图 4-7）。

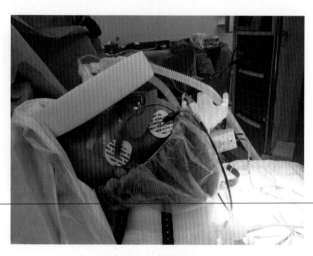

▲ 图 4-6　面部保护圈

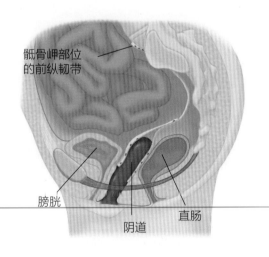

骶骨岬部位的前纵韧带

膀胱

阴道

直肠

▲ 图 4-7　骶骨阴道固定术，植入物固定位置：阴道前壁达膀胱三角区，阴道后壁达会阴体

四、手术步骤与技巧

（一）经腹骶骨阴道固定术

- 患者采用膀胱截石位，采取常用的 Allen 式固定法，可根据危险因素，采用气压加压袜、肝素或低分子肝素等预防静脉血栓栓塞。所有使用网片的病例均应预防性使用抗生素。

- 可以使用低位下腹横向皮肤切口。

- 进入腹腔后，将肠管排垫至上腹部，并使用自锁式牵开器。观察盆腔解剖结构并识别输尿管。

- 完成宫颈上子宫切除术。

- 应该使用阴道器械来扩张阴道，根据患者的阴道松紧、宫颈大小和骶骨前方空间，选择小型或中型可伸展牵开器、EEA 器械或阴道扩张器。

- 膀胱阴道前壁间隙分离一直延伸到膀胱三角区，在恰当的间隙分离出血量最小。

- 直肠阴道间隙分离延伸至子宫骶韧带下方 4～5cm。我们发现，宫颈腹膜往往难以分离，切口选择可以避开此处，在更疏松的低位区域。

- 骶骨岬处为髂血管分叉，重要的是下腔静脉的相对位置更低更偏右（技术图 4-1）。也可以看到骶正中血管，阻断血管，应避免损伤。

- 通过骶骨岬上方的腹膜进行解剖，显露出前纵韧带窗，通常 1.5cm 的范围就足够了。

- 可以使用两个独立的网片，其尺寸为 4cm×10cm 或一个 Y 形网。

- 对于开腹手术，我们从阴道前壁开始，并对称缝合 3～4 组。

- 在阴道后壁铺上网片，再对称缝合 3～4 组。网片需要平坦放置，适合阴道壁的宽度。

- 网片放置在骶骨的凹陷处，用另外的缝线固定在前纵韧带上。

- 网片腹膜化。

（二）机器人辅助的腹腔镜骶骨固定术

- 治疗开始需要放置导尿管，如果有子宫，用一

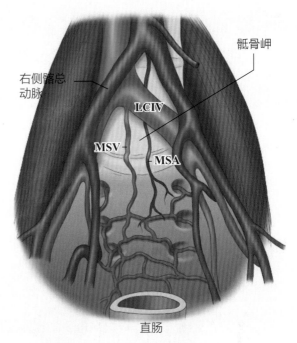

▲ 技术图 4-1　骶前间隙的血管解剖

髂静脉在动脉的深部和下方。在阴道固定术中，如果不能正确识别和避开，左侧髂静脉很容易受到损伤。在前中线上还有骶正中动脉（MSA）、骶中静脉（MSV）和骶外侧静脉（LSV）（引自 Wieslander CK, Rahn DD, McIntire DD, et al. Vascular anatomy of the presacral space in unembalmed female cadavers. *Am J Obstet Gynecol.* 2006;195:1736–1741.）

个子宫颈罩杯来标识并撑起穹窿，并用茎杆部封堵罩杯来维持气腹（技术图 4-2）。对于子宫切除术后阴道穹窿脱垂，则使用阴道操作器械（技术图 4-3）。

- 共使用了五个穿刺口，尽管在某些情况下也可以用四穿刺来完成。对于五穿刺手术，将摄像端口在脐部。我们更喜欢利用脐部上缘。三个其他机械手穿刺口以 W 形或辐射状放置。W 形布置的优势（技术图 4-4）可以容易地使穿刺口分开并减少外臂间碰撞。使用"放射状"穿刺口（技术图 4-5），可使器械在骨盆内有更多的活动空间，是较大子宫手术的首选。第五穿刺口用作辅助穿刺口，通常位于右下象限。

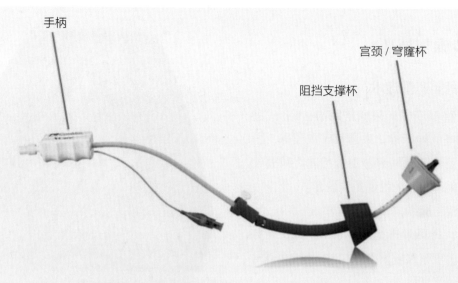

▲ 技术图 4-2　子宫操纵装置（Vcare, ConMed, Utica, NY.）

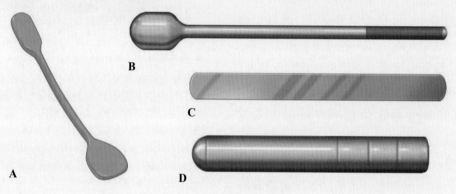

▲ 技术图 4-3　阴道操作器械

A. Colpassist（Boston Scientific, Marlborough, MA.）；B. EEA sizer（Courtesy of Victoria L. Handa. In: Jones HW, Rock JA. *Te Linde's Operative Gynecology*. 11th ed. Philadelphia, PA: Wolters Kluwer; 2015.）；C. Malleable 牵引器；D. 无张力阴道金属撑开器

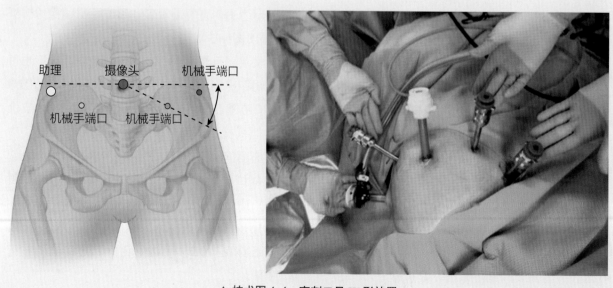

▲ 技术图 4-4　穿刺口呈 W 形放置

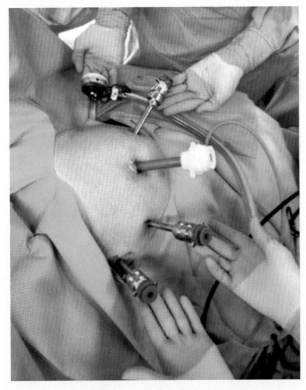

▲ 技术图 4-5　穿刺口呈放射状放置

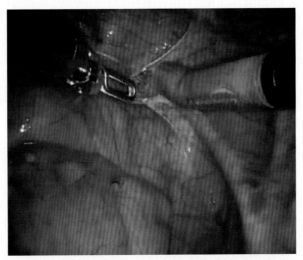

▲ 技术图 4-6　在侧壁上标记输尿管

在开始手术之前，应谨慎选择在盆腔输尿管上做标记的切口，以备之后识别

- 进入腹腔后，对于子宫切除和腹膜分离，我们在主要穿刺口使用单极剪切，在次要穿刺口采用双极钳（或 Maryland），在第三穿刺口使用无创伤性抓取器。

- 建议第一步是确定解剖结构并确定手术的可行性。在开始手术操作前，评估和准确识别输尿管位置和走行（技术图 4-6），找到骶骨岬并确保骨盆无粘连，都是关键步骤。

- 如果需要切除子宫，首先要完成子宫切除。我们提倡行子宫次全切除术（切除到宫颈上方），以减少与阴道切开相关的网片并发症。

- 进行骶前分离。确定右侧输尿管走行是必要的。寻找骶骨岬，在骶骨岬下方选择合适的缝合位置。利用单极打开后腹膜，小心分离下方脂肪到前纵韧带的深度，应该有一个白色光滑的表面。骶正中血管一般位于中线右侧，但也有几种解剖学上的变异。通常 1.5cm 的范围对于固定缝合线来说就足够了。

- 腹膜切口可以沿着骶骨前间隙向下延伸至阴道后壁，识别出子宫骶韧带可以用来选择尾端的切口。手术完成后，用腹膜反折来覆盖网片。

- 然后在直肠阴道间隙进行分离，切口的位置应在上腹膜最松弛的部位。

- 对腹膜的牵拉和反牵拉有助于分离，贴阴道向下分离至会阴，向外侧至子宫骶韧带（USL）应足以放置补片。

- 沿膀胱阴道间隙进行充分的分离非常必要，尤其是在存在阴道前壁松弛的情况。应该一直分离到膀胱三角区，仔细识别膀胱和阴道间隙，可以避免意外的膀胱损伤。相反，也需要避免阴道壁分离过薄，以防止发生网片暴露和继发的并发症。

- 使用重量轻的编织聚丙烯 I 形网片，它可以从一张纸变成两个 "手臂"，也可以预先制成一个 Y 形（技术图 4-7）。常见选择是带有 CV2 针的聚四氟乙烯（ePTFE）Gore-Tex 缝线，用于所有缝合。

- 将网片固定在阴道壁上。我们更喜欢从前壁开

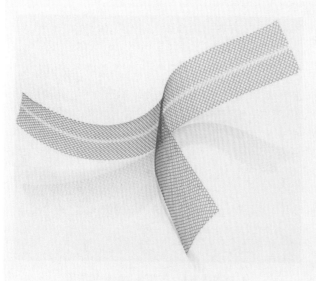

▲ 技术图 4-7　Upsylon 网片

始。最初将网片放置在阴道间隙最远端的位置，使用阴道操作器械在缝合时支撑阴道暴露阴道前壁。至少需要缝合四对缝线。

- 后壁网片放置应尽量接近会阴体水平以便支撑阴道后壁，减少该部位的现有脱垂，应至少缝合放置四到五对缝线。

- 骶前部分用两针缝合充分固定。为了避免深入骨皮质或损伤血管，需避免过大的张力，保持浅层缝合，仅缝合在骨表面的前纵韧带上。

- 为了避免缝合椎间盘，最好将缝合线缝合在接近 S_1 的骶骨岬下方，并从背侧向腹侧的垂直方向进行。

- 悬吊网片的张力的判断可以通过多种方式实现，虽然已经有很多的描述，但尚无一致的方法。重点应避免网片张力过大，治疗目的为修复脱垂和保留阴道功能。我们更喜欢中立位的阴道，阴道被向头侧最大的牵拉，然后让其无压力地自动复位。这个中立位就是需要标记和缝合的位置。

- 然后用可吸收的单纤维缝线例如 poliglecaprone 25（Monocryl）将网片腹膜化。

- 如果同时进行子宫切除术，可以通过粉碎技术将子宫取出。

- 膀胱镜检查，确保膀胱完整性和输尿管功能。

（三）腹腔镜子宫骶韧带悬吊术

- 这项技术是子宫切除术后预防穹窿脱垂的一种很好的方法，同时也是一种处理孤立的阴道顶脱垂的简单而安全的方法。次全子宫切除术或全子宫切除术后，只要将宫颈或阴道顶置于适当的位置，就可以很容易地进行。

- 首先确定输尿管的走行，输尿管在髂内分叉处越过骨盆入口。然后沿骨盆侧壁，位于漏斗骨盆韧带背侧，而子宫骶韧带外侧（技术图 4-8）。

- 为了便于识别 USL，需要让腹膜后部处于被牵引状态。这可以通过将阴道断端向前腹壁的牵拉或通过骶骨附近的后腹膜向头侧牵引来实现。使用阴道操作器械能有所帮助，这将使 USL 更加突出。

- 由于乙状结肠通常会覆盖左骨盆侧壁，因此右 USL 更易于观察和操作。

- 使用单纤维永久缝线缝合，例如 2-0 聚丙烯（Prolene）或延迟可吸收缝线，例如聚二噁烷酮缝线（PDS）。

- 悬吊可在 USL 处开始，从骶韧带外侧向内侧缝合。将同侧从后到前缝合在阴道断端/子宫颈上，然后从后到前返回，以确保缝合到足够的组织。然后将缝线通过韧带拉回并打结（技术图 4-9）。

- 对侧也进行同样的操作。

（四）子宫固定术

- 在腹部手术中已经描述了支持子宫/子宫颈的结构既有子宫骶韧带，也有骶骨岬的结构。手术技术不断变化，包括网片放置位置、类型、大小和形状，根据手术困难程度不同。

- 子宫在盆腔器官脱垂疾病的发生或进展中，作用尚未确定。考虑到日常活动中骨盆底支撑结构上存在的压力，可能认为绝经后低于 100g 的

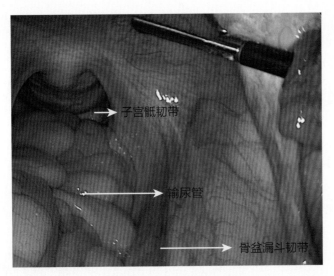

▲ 技术图 4-8 输尿管的识别

输尿管通常在髂内血管分叉处穿过骨盆入口。然后，它穿过骨盆侧壁和漏斗骨盆韧带，并横贯子宫骶韧带（引自 Jones HW, Rock JA. *Te Linde's Operative Gynecology*. 11th ed. Philadelphia, PA: Wolters Kluwer; 2015.）

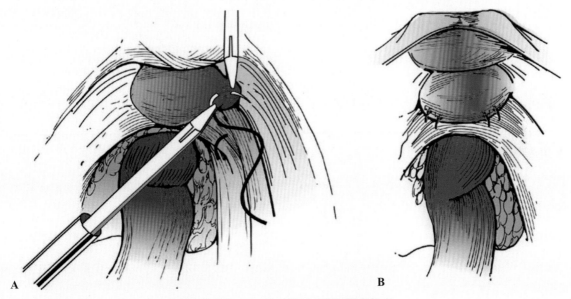

▲ 技术图 4-9 腹腔镜子宫骶韧带悬吊术

将两条子宫骶韧带用不可吸收缝线缝合在韧带深处，并到达同侧阴道断端 / 子宫颈。A. 将右侧子宫骶韧带悬吊缝合在阴道顶端外侧缘。注意避开侧面的输尿管。B. 子宫骶韧带缝合的四针已经打结，使阴道悬吊上提（引自 Gibbs RS, Karlan BY, Haney AF, Nygaard IE. *Danforth's Obstetrics and Gynecology*. 10th ed. Philadelphia, PA: Wolters Kluwer; 2008.）

器官实质上不是一个重要因素。传统的盆底重建手术包含子宫切除术的原因可能是对脱垂的认识的局限性和传统手术的了解有限。当然，

对于经阴道入路，子宫切除可以达到充分暴露和进入盆腔的一种手段。但经阴道子宫切除术对于熟练的阴道外科医生来说无疑是合理的。

经腹固定术是否同时行子宫切除尚不清楚。

- 骶骨子宫固定术是研究最充分的经腹途径保留子宫的盆底修复手术。在技术图 4-10 中，操作步骤可能具有挑战性，操作技术有所不同，包括网片连接的位置、类型、大小以及所用网片的形状。

- 尽管尚无随机对照试验，但已发表的队列研究显示子宫骶骨固定术的成功率较高。腹腔镜子宫骶骨固定术的研究结果有限，在 Pan 等的回顾性研究中，比较子腹腔镜子宫固定术和子宫切除术后的骶骨固定术，1 年后的客观治愈率相似。

- 此手术与骶骨前固定术相同的原则，使用带有两个臂的 Y 形网片，并进行了一定的修改，即将前半部分一分为二，分开的两个臂从后面穿透阔韧带，并向前包裹在子宫颈和阴道上段。

- 腹腔镜子宫骶骨固定术与穹窿悬吊术相似，无须额外分离。

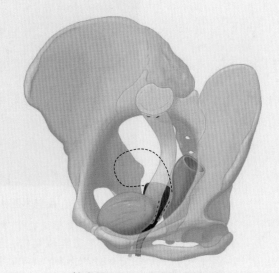

▲ 技术图 4-10　子宫骶骨固定术

使用网片将阴道顶与前纵韧带固定，可以通过开腹手术或腹腔镜手术进行

五、经验与教训

（一）患者体位

○ 角度较大的 Trendelenburg 体位确保将患者会阴放置在手术台边缘，使用安全且高摩擦系数的垫子可有助于减少患者滑动。

（二）机器人的端口定位

○ 为避免外部器械互相干扰，请确保穿刺口至少间隔 8cm。为避免切口疼痛，将外侧穿刺口位置保持在距髂前上棘至少 3～4cm 处。

（三）骶骨前间隙

○ 如果 S_1 表面的骶前静脉丛破裂或向头侧分离过度，可能会导致严重出血。注意不要将缝合线缝合固定在骶骨岬正上方，并保证仅缝合韧带浅层，以免引起椎间盘损伤。

（四）子宫保留（子宫固定术）

○ 子宫切除术不是阴道顶修复过程中的强制性步骤。可以与患者探讨关于子宫保留利弊，并坦率地告知回顾结局数据的潜在优缺点。

（五）网片张力

○ 尽管对于网片张紧程度判断方法尚无共识，但避免张力过大和阴道牵拉过紧，可以避免术后出现性功能障碍。

（六）阴道操作器械

○ 无论采用何种技术，阴道操作器械均可协助维持最佳的阴道位置，以便在缝合过程中进行阴道顶固定和阴道扩张。

六、术后护理

■ 经过微创手术后，即使进行子宫切除术，大多数患者也可以在 24h 内出院。

■ 当使用网片植入时，我们将广谱抗生素维持 24h。

■ 导尿管可在 24h 内停止。当同时进行尿道中段吊带术时，则应评估膀胱排空状况，并评估排尿后的残余尿量。

■ 术后不久就可以进行早期活动，恢复常规饮食和口服止痛药。

■ 与所有脱垂重建手术一样，体力活动受到限制，避免在术后恢复期间长期反复用力。采取必要的措施预防便秘，对促进伤口愈合非常重要。

七、预后

■ 机器人骶前固定术

➢ 大多数研究的随访时间为 6 个月至 3 年。当复发定义为术后无阴道顶脱垂时，成功率为 78%～100%，当复发定义为术后无脱垂时，其成功率为 58%～100%。

➢ 在长期的单中心研究中，1 年内无重复脱垂手术或网片并发症手术为 98%，1～3 年为 95%，3～6 年为 90%。在最后一次随访中，有 80% 的患者报告说他们会或可能会向家人或朋友推荐机器人骶前固定手术。

➢ 评估腹腔镜骶前固定术（LSC）与机器人辅助腹腔镜骶前固定术（RALSC）的比较试验结果显示，脱垂手术相似，但 RALSC 的花费和时间方面不是更有效的。

■ 腹腔镜阴道穹窿骶韧带悬吊术

➢ Rardin 等报道回顾了 22 名妇女，发现与阴道子宫骶韧带悬吊术相比，围术期发病率或解剖成功率或主观成功率无显著差异。

■ 子宫固定术

➢ 子宫固定术

● 开腹子宫骶骨固定术已有很多报道，但前瞻性数据有限，回顾性研究描述了 3 年内无超过处女膜缘的脱垂长期成功率约 93%。在两项小样本前瞻性研究中，95% 的女性在 24 个月后没有脱垂。

● 腹腔镜下子宫固定术也缺乏数据。小样本研究显示了非常好的结果，在 12 个月时复发率低于 10%。

● 在一项比较腹腔镜或机器人辅助腹腔镜子宫固定术（RLSH）与开腹子宫固定术（OSH）的研究中，RLSH 组的手术时间更短，手术出血更少，术后症状更少。各组因术后并发症而需要再次手术的总体满意度无差异。

➢ 腹腔镜子宫骶骨固定术

● 据 Haj 等报道，若定义为处女膜 1cm 内无脱垂，解剖学治愈率为 85.4%。若定义为处女膜外无脱垂，C 点位于阴道总长度 1/2 以上，无脱垂症状且无须进一步治疗，临床治愈率为 95.8%。

- 在一项包含 17 项研究中的 770 例患者的系统评价中，接受腹腔镜骶骨子宫固定术的成功率为 70.5%。

八、并发症

- 骶骨固定术的并发症已得到充分报道，包括网片侵蚀、感染、严重出血和盆腔疼痛。也有诸如椎间盘脊椎炎和骨髓炎的罕见并发症的报道。
- 输尿管并发症。

参考文献

[1] Abernethy M, Vasquez E, Kenton K, Brubaker L, Mueller E. Where do we place the sacrocolpopexy stitch? A magnetic resonance imaging investigation. *Female Pelvic Med Reconstr Surg*. 2013;19:31–33.

[2] Anger JT, Mueller ER, Tarnay C, et al. Robotic compared with laparoscopic sacrocolpopexy: a randomized controlled trial. *Obstet Gynecol*. 2014;123:5–12.

[3] Barber MD, Maher C. Apical prolapse. *Int Urogynecol J*. 2013;24:1815–1833.

[4] Bradley S, Gutman RE, Richter LA. Hysteropexy: an Option for the Repair of Pelvic Organ Prolapse. *Curr Urol Rep*. 2018;19(2):15. doi: 10.1007/s11934-018-0765-4. Review. PubMed PMID: 29476274.

[5] Dietz V, Schraffordt Koops SE, van der Vaart CH. Vaginal surgery for uterine descent; which options do we have? A review of the literature. *Int Urogynecol J Pelvic Floor Dysfunct*. 2009;20:349–356.

[6] Hagen S, Stark D. Conservative prevention and management of pelvic organ prolapse in women. *Cochrane Database Syst Rev*. 2011;(12):CD003882.

[7] Haj Yahya R, Chill HH, Herzberg S, Asfour A, Lesser S, Shveiky D. Anatomical Outcome and Patient Satisfaction After Laparoscopic Uterosacral Ligament Hysteropexy for Anterior and Apical Prolapse. *Female Pelvic Med Reconstr Surg*. 2017;27. doi: 10.1097/SPV.0000000000000446.[Epub ahead of print] PubMed PMID: 28658003.

[8] Linder BJ, Chow GK, Elliott DS. Long-term quality of life outcomes and retreatment rates after robotic sacrocolpopexy. *Int J Urol*. 2015;22(12):1155-1158. doi: 10.1111/iju.12900. Epub 2015 Aug 24. PubMed PMID: 26300382.

[9] Nichols DH, Milley PS, Randall CL. Significance of restoration of normal vaginal depth and axis. *Obstet Gynecol*. 1970;36:251–256.

[10] Nygaard IE, McCreery R, Brubaker L, et al; Pelvic Floor Disorders Network. Abdominal sacrocolpopexy: a comprehensive review. *Obstet Gynecol*. 2004;104(4):805–823.

[11] Paek J, Lee M, Kim BW, Kwon Y. Robotic or laparoscopic sacrohysteropexy versus open sacrohysteropexy for uterus preservation in pelvic organ prolapse. *Int Urogynecol J*. 2016;27:593–599.

[12] Pan K, Cao L, Ryan NA, Wang Y, Xu H. Laparoscopic sacral hysteropexy versus laparoscopic sacrocolpopexy with hysterectomy for pelvic organ prolapse. *Int Urogynecol J*. 2016;27:93–101.

[13] Pan K, Zhang Y, Wang Y, Xu H. A systematic review and meta-analysis of conventional laparoscopic sacrocolpopexy versus robot-assisted laparoscopic sacrocolpopexy. *Int J Gynaecol Obstet*. 2016;132(3):284-291. doi: 10.1016/j.ijgo.2015.08.008. Epub 2015 Dec 9. Review. PubMed PMID: 26797199.

[14] Ridgeway BM, Cadish L. Hysteropexy: evidence and insights. *Clin Obstet Gynecol*. 2017;60(2):312–323.

[15] Rosenblatt PL, Chelmow D, Ferzandi TR. Laparoscopic sacrocervicopexy for the treatment of uterine prolapse: a retrospective case series report. *J Minim Invasive Gynecol*. 2008; 15:268–272.

[16] Wu JM, Matthews CA, Conover MM, Pate V, Jonsson Funk M. Lifetime risk of stress urinary incontinence or pelvic organ prolapse surgery. *Obstet Gynecol*. 2014;123:1201–1206.

尿失禁手术
Urinary Incontinence Procedures

Lisa Rogo-Gupta　Christopher M. Tarnay　著

姚　颖　译

第 5 章

一、总体原则

（一）定义

- 尿失禁的定义是"无法自控的尿液流出"。最常见的两种类型是压力性尿失禁（SUI）和急迫性尿失禁（UUI）。压力性尿失禁表现为体力活动，如咳嗽，打喷嚏后出现的尿失禁。急迫性尿失禁主要伴急迫感。两种尿失禁皆有的患者称为混合性尿失禁（MUI）。

- 导致症状性尿失禁的损伤类型有两种。
  - ➤ 阴道分娩导致的尿道支持结构损伤。典型的体格检查表现是尿道过度活动。
  - ➤ 因激素缺乏、放射、老龄或手术导致的尿道括约肌损伤。该类型的典型表现是静息状态下尿道开放、固定或"导尿管式尿道"。

- 急迫性尿失禁可能与膀胱逼尿肌收缩或者痉挛有关。由于害怕漏尿或者排尿的不适感，患者会有不能推迟排尿的急迫尿意感。这与正常状态下的排尿感觉不同。

- 膀胱储尿的症状也可能出现在尿失禁患者中，但并非所有有储尿症状的患者都会出现漏尿。储尿症状包括白天排尿频率增加，夜尿增多和尿急。
  - ➤ 尿频指的是白天排尿次数明显增加。
  - ➤ 夜尿症指的是夜间排尿次数明显增加。患者在夜间起床的主要原因是排尿，而非其他原因如睡眠障碍。
  - ➤ 膀胱过度活动综合征的特征是尿急，通常伴有尿频和夜尿症，伴或不伴有急迫性尿失禁，不伴泌尿系统感染或其他显著的病理改变。不一定存在尿失禁症状。

（二）体格检查

- 常规盆腔检查（表 5-1）。
- 可在患者仰卧位或站立位查体时见到患者不自主地排尿。

表 5-1　泌尿妇科手术患者的体格检查

系统	查体表现
一般情况	全身疾病 外周性水肿
皮肤	瘀斑、溃疡、皮疹、颜色改变
生殖系统	女性外生殖器 腺体（Skene 腺、Bartholin 腺） 尿道口 阴道壁外观（瘢痕、溃疡、病变） 宫颈和子宫（外观、大小、活动度、肿块、压痛） 附件（活动性、肿块、压痛） 直肠（肛门张力，直肠阴道隔）
神经系统	感官评估（如有指示）
骨骼肌肉系统	活动、行走能力、力量
其他	残余尿测定 尿液分析 膀胱日记（或"排尿日志"）
盆腔器官脱垂	前、中和后盆腔放松与紧张状态
尿道过度活动	Valsalva 动作时的尿道活动度 过度活动定义为 ≥ 30°
尿失禁	Valsalva 期间的非自愿漏尿或伴随的排尿冲动
盆底评估	压痛，紧张度 会阴体和肛提肌
	0　缺乏肌肉反应
	1　非持续性收缩的颤动
	2　存在低强度但持续的收缩
	3　中等程度的收缩，可以感觉到阴道内压力的增加，能够感觉阴道壁向头侧上抬压迫检查者手指
	4　收缩满意，阴道壁压迫检查者手指并使其向耻骨联合方向上抬
	5　强烈的收缩，阴道壁有力压迫检查者手指并使其向耻骨联合方向移动
瘘评估	棉条试验 静脉或直肠造影的影像学检查

改编自 Laycock J. Clinical evaluation of the pelvic floor. In: Schussler B, Laycock J, Norton P, Stanton SL, eds. *Pelvic Floor Re-education*. London, United Kingdom: Springer-Verlag; 1994:42–48.

- 在尿道内放置棉签（或导尿管），嘱患者咳嗽或 Valsalva 动作，可检查是否存在尿道过度活动。如果棉签随着诱发动作上下移动的角度大于 30° 需考虑尿道过度活动。
- 通过观察会阴、阴唇结构和尿道口外观来评估泌尿生殖系统的健康程度。红斑、炎症，尤其是外阴阴道萎缩都有可能影响膀胱功能。
- 残余尿（PVR）是通过经腹部超声或导尿测量排尿后膀胱内剩余的尿量。尿失禁术前应常规进行残余尿评估。
- 尿失禁常常与感染相关，故术前应进行尿液分析或培养以排除尿路感染[1]。

（三）鉴别诊断

- 可以通过英文单词 DIAPER 来记住尿失禁的其他相关病因。
  - 谵妄（delirium）。
  - 感染（infection）（如膀胱炎、尿道炎、肾盂肾炎）。
  - 炎症（inflammation）。
  - 嵌塞（impaction）。
    - 大便。
    - 尿（尿潴留）。
    - 阴道异物。
  - 萎缩性阴道炎或尿道炎（atrophic vaginitis or urethritis）。
  - 药物（pharmaceutical）。
    - α 肾上腺素能药物。
    - 利尿药
    - 麻醉药和镇静药。
    - 精神药物。
  - 产尿过多（excessive urine production）。
    - 血糖控制不良的糖尿。
    - 饮酒。
    - 水肿（任何病因）。
  - 活动受限（restricted mobility）。

（四）非手术治疗

- 尿失禁的一线治疗是行为和生活方式调整。包括减重，体力活动，限制液体入量和定时排尿。
- 应特别注意控制摄入可能导致膀胱控制困难的饮料或食物。咖啡因、碳酸饮料、酒精、辛辣食物和柑橘汁等都与膀胱过度活动症状甚至尿失禁有关（表 5-2）。

表 5-2　可能导致膀胱症状的饮食

- 柑橘类果汁（特别是橙汁和葡萄柚汁）
- 咖啡因（咖啡，包括无咖啡因咖啡）
- 碳酸饮料（可乐、百事可乐和类似的可乐苏打水）
- 茶（红茶和绿茶）
- 酒精饮料
- 辛辣食物，避免吃辣椒和胡椒
- 西红柿（包括辣酱和西红柿汁）
- 人工甜味剂（阿斯巴甜、赤藓糖醇、糖精、三氯蔗糖、木糖醇）
- 蔓越莓汁（酸味会使排尿频率增加）
- 醋（包含在许多调味品中）

- 应控制可能导致尿失禁症状加重的因素。包括药物（与类型、时间和剂量相关）、睡眠障碍（如睡眠呼吸暂停）、活动限制及距离厕所较近。
- 盆底肌肉训练（PFME）对尿失禁有良好疗效，是轻、中度压力性尿失禁和急迫性尿失禁的重要一线治疗手段。尽管很多女性既往尝试过盆底肌肉训练（一般称为"凯格尔"运动），然而很多人没有办法正确有效的完成训练而无法达到预期效果。可以将盆底物理治疗和生物反馈相结合以解决这个问题，然而患者的依从性往往较差，性价比也有待考量。
- 急迫性尿失禁的药物治疗包括抗胆碱能和非抗胆碱能药物，其疗效和安全性已得到证实（表 5-3）[2]。总体连续用药率 3 个月时为 40%～58%，到 12 个月时下降为 17%～35%。
- 对于过度活动的膀胱，可通过胫后神经刺激（PTNS），即在胫后神经远端放置一根细针以治疗急迫性尿失禁（图 5-1）。通过便携式脉冲发生器刺激针头，每周 12～30min。与针灸类似，该疗法可以在门诊开展且副作用极小。治疗效果与抗胆碱能药物相似[3]。

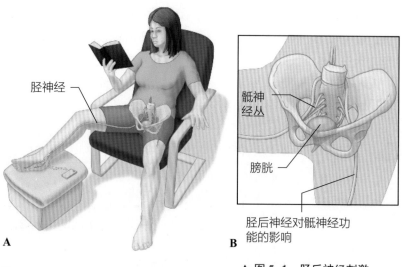

胫神经

骶神经丛

膀胱

A

胫后神经对骶神经功能的影响

B

在内踝上方置入胫后神经刺激器针头并通过刺激器刺激

C

▲ 图 5-1 胫后神经刺激

改编自 Graham SD, Keane TE. *Glenn's Urologic Surgery*. 8th ed. Philadelphia, PA: Wolters Kluwer; 2015.

表 5-3 急迫性尿失禁的药物治疗

药物（商品名）	剂量
达非那星（Enablex ER）	口服，每日 7.5～15mg
非索罗定（Toviaz）	口服，每日 4～8mg
索利那新（Vesicare）	口服，每日 5～10mg
米拉贝隆（Myrbetriq ER）	口服，每日 25～50mg
奥昔布宁（Ditropan）	口服，每日 3 次，每次 5mg
奥昔布宁（Ditropan XL）	口服，每日 5～15mg
局部用奥昔布宁（Gelnique）	经皮给药，每日 84～100mg
局部用奥昔布宁（Oxytrol）	每周 2 次，每次更换皮贴 1 剂
托特罗定（Detrol）	口服，每日 2 次，每次 1～2mg
托特罗定（Detrol LA）	口服，每日 2～4mg
曲司氯胺（Sanctura）	口服，每日 2 次，每次 20mg
曲司氯胺（Sanctura ER）	口服，每日 60mg

二、影像学检查与其他诊断方法

- 当更全面的信息可能影响患者咨询和治疗计划时，可考虑诊断性的评估手段。例如最初的病史和检查结果不一致或不确定，并且没有得到明确诊断的时候。需要进一步评估的适应证包括混合性尿失禁、膀胱过度活动（OAB）症状、术前、神经源性膀胱、初始评估异常、合并严重的盆腔器官脱垂或排尿功能障碍[1]。

- 无须对压力性尿失禁诊断明确、手术治疗方案简单的患者做进一步评估[4]。

- 诊断评估可包括以下一项或多项。

  ➢ 排尿日记或频率-体积图，记录至少一个连续 24h 的液体摄入、尿量和尿失禁的情况。这些信息有助于建立客观的基线，有助于临床医生了解病情加重的因素、症状严重程度以及对日常活动的影响。

  ➢ 尿垫测试可用于量化尿失禁。实际测试时间为 1～48h。

  ➢ 尿动力学检查指的是一系列评估膀胱充盈、储存和排空情况的检查。测试可能包括残余尿、膀胱容量测量、尿流量测定和压力-流量情况。可补充影像形态的研究，也可以增加肌电图和（或）尿道功能的测试。如果有可能进行尿失禁的手术治疗，应选择性地进行尿动力学检查。

三、术前准备

- 尿失禁所有治疗的目标都是为了减少失禁发生，提高生活质量。制订术前计划时首先需要对患者的主观症状、客观发现及最重要的治疗目标进行全面评估。了解风险、益处、治疗方案及意外情况下患者的耐受能力是至关重要的。

- 术前可考虑局麻下膀胱镜检查，以评估尿失禁其他原因（见"第 10 章　膀胱镜检查"）。

- 对于有压力性尿失禁的患者，需要注意以下几点。

  - 记录既往的非手术治疗，如行为矫正和盆底肌肉训练。

  - 在进行手术治疗方案决策时，需考虑年龄、活动能力和重复治疗的可能性。

  - 关于合成或生物材料的安全性和有效性的知情同意，包括可能出现的短期和长期并发症。

  - 如果术后尿潴留，患者是否耐受留置或间歇使用尿管。

  - 尿道中段悬吊带（MUS）是压力性尿失禁主要的外科治疗方法（图 5-2）。以下情况应考虑放置尿道中段悬吊带。

    - 强烈希望获得持久的长期效果。

    - 活动或劳累后影响生活质量的压力性尿失禁（咳嗽、笑、打喷嚏）。

    - 阴道分娩女性。

    - 过度活动尿道。

    - 理解并同意使用永久性合成网片。

  - 强烈建议在不适合尿道中段悬吊带或者反对使用合成材料的病例中应用耻骨阴道吊带（图 5-3）。

    - 先前失败的尿道中段悬吊带手术。

  - 在这些情况可以考虑经尿道注射填充剂（图 5-4）。

    - 没有阴道分娩史的压力性尿失禁。

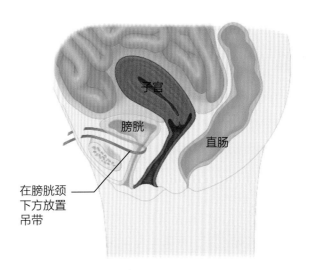

▲ 图 5-3　在尿道近端或膀胱颈放置耻骨阴道吊带

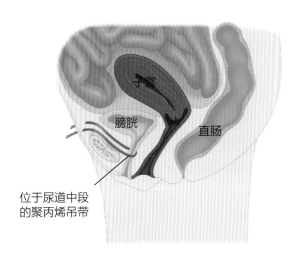

▲ 图 5-2　尿道中段悬吊带放置

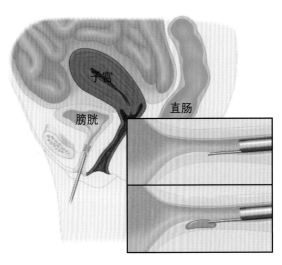

▲ 图 5-4　经尿道将填充剂填充到尿道下方

- 不活动的尿道。
- 内括约肌缺陷。
- 活动后出现的轻度压力性尿失禁。
- 不耐受手术。
- 先前的抗尿失禁手术史，尤其是复杂吊带手术或者放置失败病史。

■ 对于有急迫性尿失禁的患者，应注意以下几点。

➤ 记录无效的非手术治疗（如膀胱再训练或药物治疗）。

➤ 在制订手术治疗方案时，需考虑年龄、活动能力和重复治疗的可能性。

➤ 关于永久性植入异物的安全性和有效性的知情同意书，包括可能出现的长短期并发症。

➤ 膀胱镜下注射肉毒素是一种治疗膀胱过度活动或急迫性尿失禁的方法，符合以下情形的患者强烈建议应用此治疗方法。

- 严重影响生活质量的急迫性尿失禁或膀胱过度活动。
- 检查提示逼尿肌异常收缩。
- 能够接受重复治疗，因为疗效会随着时间的推移而降低。
- 能够耐受留置或间歇使用导尿管。

➤ 在这些情况下，强烈建议采用骶神经调节治疗（图 5-5）。

- 严重影响生活质量的膀胱过度活动或尿路感染。
- 检查提示逼尿肌异常收缩。
- 其他形式神经调节治疗有效。
- 具备管理设备和程序的能力。
- 强烈希望获得持久的效果。
- 了解到使用脉冲发生器可能无法进行磁共振成像（MRI）检查。

四、手术治疗

■ 压力性尿失禁和急迫性尿失禁可以进行手术治疗。与其他良性妇科手术类似，围术期风险较低，大多数手术可以在局麻或无麻醉的情况下进行。

■ 所有手术都需要为外科医生、助手及膀胱镜检

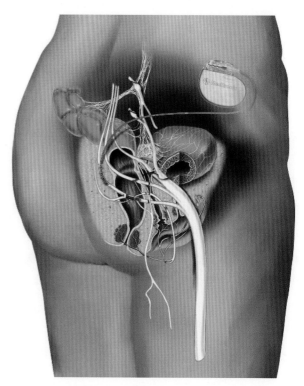

▲ 图 5-5　骶神经调节或骶神经刺激是在透视引导下放置电极，经由各自的神经孔刺激 S_2、S_3 和 S_4 神经根

引自 Jones HW, Rock JA. *Te Linde's Operative Gynecology*. 11th ed. Philadelphia, PA: Wolters Kluwer; 2015. 图片由美敦力公司提供

查设备提供足够的空间。

■ 尿失禁手术前需要排除尿路感染并记录残余尿情况。

（一）体位

■ 与其他妇科手术类似，尿失禁手术同样取膀胱截石位。可以进行尿道中段悬吊带、耻骨阴道吊带和膀胱镜检查（图 5-6）。

➤ 各种腿架可确保患者的安全和舒适，最大限度地降低周围神经损伤的风险。

■ 骶神经调节需要取俯卧位，并加上额外支撑。

■ 手术中可以在胸部两侧放置卷毯或枕头进行支撑，以使呼吸更加顺畅。

■ 髋部同样得到支撑，使骨盆抬高、放平并与地板平行。

■ 脚也同样得到支撑以便于助手更好地进行手术操作。

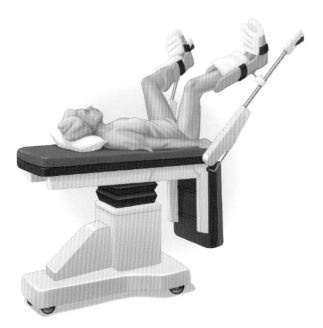

▲ 图 5-6 会阴入路、经尿道内固定或腹会阴联合手术的标准截石位置

（二）方法

- 尿失禁的外科治疗可以以微创的方式进行，在门诊使用静脉镇静、局部麻醉、区域麻醉或全身麻醉。

    - 尿道中段悬吊术

        - 尿道中段悬吊术的作用机制是以一个吊床的形状提供抬高、支持和有时部分压迫尿道和膀胱颈。很长的一段时期，以尿道中段悬吊术为代表的类似手术方式通常被认为是压力性尿失禁的标准治疗。

    - 耻骨阴道吊带

- 耻骨阴道吊带的作用机制是支持膀胱颈，防止尿道下坠以对抗腹内压的增加。在尿道中段悬吊术普及之前，耻骨阴道吊带的应用十分广泛。目前主要应用于尿道中段悬吊术失败或不适合合成材料的患者。

    - 经尿道填充剂注射

        - 其作用机制是物理上加强尿道黏膜层，使中线上的各层组织贴合以抵抗尿失禁。

        - 可应用较温和的镇静和局部麻醉，因此对于有并发症的、超高龄的、不能忍受全身麻醉或无法固定体位的女性患者是一个极好的选择。

- 急迫性尿失禁的外科治疗应注重症状对生活质量的整体影响。在讨论治疗方案的时候，评估由泌尿系统症状引起的生活质量影响以及量化症状发作的情况至关重要。对治疗目标和期望的清晰理解将提高患者满意度。当生活方式管理和初始治疗失败时，可以考虑行膀胱镜下注射 A 型肉毒素或骶神经调节治疗，因为这两种治疗可以在门诊进行并且可以不麻醉。

    - 膀胱镜下注射肉毒素

        - 作用机制是局部使用毒素（肉毒素，Allergan 公司）对逼尿肌进行去神经支配。

    - 骶神经调节

        - 其作用机制是恢复逼尿肌神经肌肉控制的平衡，尚不清楚确切的机制。

- 对尿道中段悬吊术后复发性压力性尿失禁的治疗尚无共识[5]。

五、手术步骤与技巧

（一）尿道中段悬吊术（技术图 5-1）

- 在尿道中段悬吊术中，吊床的中心部分位于尿道和阴道壁之间的尿道中段下方。除耻骨后入路外，也有报道经闭孔入路、耻骨前入路和单切口入路。比较数据显示，耻骨后和经闭孔入路为最有效的手术方法。

- 尿道中段悬吊带可以由合成材料或生物材料制成。一般情况下通常指合成吊带[6]。

    - 合成材料在吊带手术的应用一直在发展。1962 年威廉姆斯和铁林迪曾经描述过 Mersilene 吊带，后来被硅胶替代，但这两种材料都可能导致疼痛、腐蚀和感染。聚乙烯、尼龙、硅

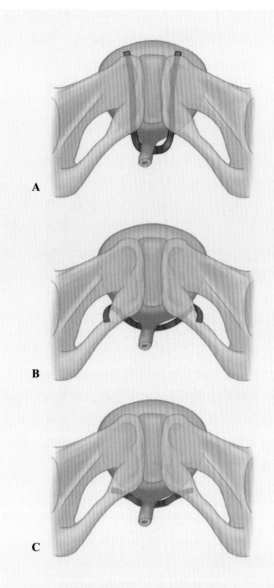

▲ 技术图 5-1　吊带放置示例

A. 耻骨后尿道中段悬吊；B. 经闭孔尿道中段悬吊；C. 单切口吊带（改编自 Wound, Ostomy and Continence Nurses Society®, Doughty DB, Moore KN. *Wound, Ostomy and Continence Nurses Society® Core Curriculum: Continence Management*. Philadelphia, PA: Wolters Kluwer; 2015; Kovac RS, Zimmerman CS. *Advances in Reconstructive Vaginal Surgery*. 2nd ed. Philadelphia, PA: Lippincott Williams & Wilkins; 2012.）

橡胶和 Gore-Tex 吊带也曾经有所报道。自 1996 年以来，聚丙烯一直是最常用的合成材料，它比以前的合成材料更加安全[11]。

■ 经耻骨后入路或闭孔入路可放置尿道中段悬吊带。这是指吊带臂的通过路径，而不是位于尿道中部的中间部分。

➢ 1996 年，Ulmsten 首次采用无张力阴道吊带术（TVT）描述了经耻骨后入路置入尿道中段悬吊带的方法，并报告了远期疗效[11]。这个手术方式为后续吊带的发展提供了比较和参考。报道中描述了手术方法的变化。"自上而下"是指穿刺针从耻骨后间隙进入阴道。相比之下，"自下而上"入路是指穿刺针从阴道进入耻骨后间隙。

➢ 2001 年报道了经闭孔（TO）入路置入尿道中段悬吊带。"由内向外"的方法是指穿刺针从阴道到大腿外侧。相比之下，"外入法"是指穿刺针从大腿向阴道方向。

■ 患者在手术台上取仰卧膀胱截石位。

1. 耻骨后入路

■ 通常在全身或局部麻醉下进行。局部麻醉剂可注射到耻骨上切口和阴道切口处的皮肤。可以通过注射多量液体以对适当的组织平面进行水分离，以便更好地进入正确的间隙。常用制剂包括 0.25% 布比卡因（含或不含肾上腺素）、稀释的加压素和 0.9% 生理盐水。

■ 两个穿刺切口位于耻骨联合上缘，以腹中线为中心，相距约 6cm。它们代表吊带臂的最终位置。在尿道中段处阴道壁上形成一个约 1.5cm 长的纵行切口，表示吊带中部的最终位置（见"六、经验与教训"）。

■ 使用锋利的窄刃剪刀如 Metzenbaums 剪刀在阴道壁下形成一条通向耻骨联合下缘的侧向通道。对侧采取同样的方式（技术图 5-2）。

■ 穿刺针臂通过阴道中线切口置入，并在连接吊带的情况下穿过先前形成的解剖隧道（技术图 5-3）。

■ 可以通过 Foley 导尿管往膀胱内置入一个直导尿管，帮助膀胱在穿刺时偏向对侧以避免损伤。

■ 接着推进穿刺针：穿过肛提肌进入耻骨后间隙。

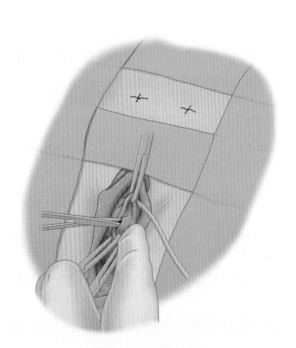

▲ 技术图 5-2　耻骨后吊带切口

两个穿刺切口在耻骨联合上缘以腹部中线为中心 3～6cm 处切开。在尿道中段位置阴道壁形成一个约 1.5cm 长的纵行切口。在阴道壁下从侧面通向耻骨联合的下缘形成隧道

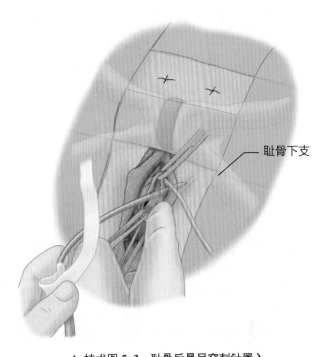

耻骨下支

▲ 技术图 5-3　耻骨后悬吊穿刺针置入

穿刺针臂通过阴道中线切口置入，并在连接吊带的情况下滑入先前分离的隧道

穿刺针的手柄应向地板倾斜，使穿刺针尖端沿着耻骨联合的后部向上，穿透腹直肌筋膜，并通过之前做的皮肤切口向外穿刺（技术图 5-4）。注意保持角度，并小心控制穿刺针，以免穿至膀胱内侧或肠管近端。然后在对侧重复该步骤。吊带放置好后，行膀胱镜检查确保膀胱无损伤，而后进行张力调整。

2. 经闭孔入路

- 在大腿外侧和阴道切口处的皮肤行局部麻醉。可以通过注射多量液体以对适当的组织平面进行水分离，以便更好地进入正确的间隙。常用制剂包括 0.25% 布比卡因（含或不含肾上腺素）、稀释的血管加压素和 0.9% 生理盐水。

- 两个侧面的穿刺切口在阴蒂水平。闭孔触诊有助于确定穿刺切口的正确位置。避开闭孔管和相关神经血管束的一个安全的起点是沿着闭孔内侧的耻骨下支边缘切开，一般在长收肌附着点下方，刚好位于臀沟外侧（技术图 5-5）。

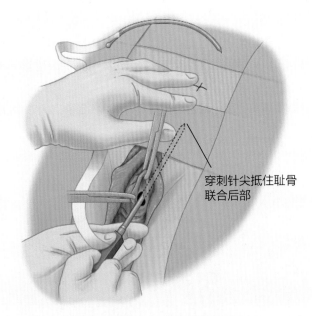

穿刺针尖抵住耻骨联合后部

▲ 技术图 5-4　耻骨后吊带穿刺

穿刺针穿过尿生殖膈下筋膜。穿刺针手柄应与地面成一定角度，使针尖端向上，紧靠耻骨联合的后部，然后穿过腹直肌筋膜，从皮肤切口出来

- 在尿道中段的位置，阴道壁上形成一个约1.5cm长的纵行切口（技术图5-6，见"六、经验与教训"）。
- 使用锋利的窄刃剪刀（如Metzenbaums剪刀），在阴道壁下方横向坐骨耻骨支内侧和闭孔下缘形成一个隧道。对侧重复该步骤。
- 穿刺针是水平指引的，小心保持在盆腔内筋膜和腹腔外，不要损伤通过闭孔管的闭孔神经和血管。在"由外入内"入路中，穿刺针首先通过皮肤切口，然后通过皮下脂肪，沿着内收肌，通过闭孔下缘，到闭孔内肌和肛提肌。穿刺针尖端被引导进入阴道至先前所做的尿道中段切口处。吊带固定在穿刺针尖端，然后通过腹股沟切口将穿刺针轻轻向后翻转，将吊带拉到位。在对侧重复该步骤。

　　一旦吊带穿过，需行膀胱镜检查确认没有膀胱穿孔或尿道穿孔发生（见"六、经验与教训"）。在罕见的穿孔病例中，可以通过去除缝线并用相似的方法再次放置，不需要闭合膀胱穿孔部位。

如果尿道在放置过程中受损，应修复尿道且不要再放置吊带。

3. 尿道中段吊带（耻骨后或经闭孔）的张力问题（技术图5-7和技术图5-9）

- 确认膀胱的完整性后开始拉紧吊带。值得注意的是，并没有公认的能够获得适当的张力的手法。牵拉的关键原则是"无张力"（技术图5-8）。避免尿道抬高，宁可让吊带松动一些，以避免尿潴留。既往文献中描述了各种方法。下面是一些常用的技术：
  - 用爪形肠钳在中线切口处夹持多一些吊带，留出钳口一小圈网片。这个方法利用了网片在放置过程中的变形和一旦网片放置在位时的皱缩（技术图5-9）。
  - 在尿道下方网片和尿道之间留出足以放置一个大剪刀或直角钳的空隙（技术图5-10）。
- 一旦达到所需的张力，塑料穿刺鞘将被移除（如果有的话），在皮肤切口处修剪多余的材料，剩余的吊带边缘会缩回皮下。

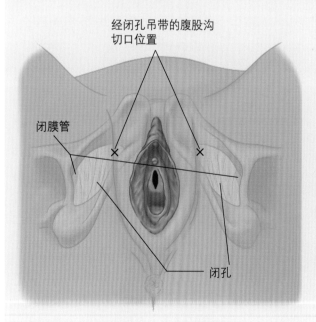

▲ 技术图 5-5　闭孔解剖

闭膜管位于闭孔腹侧缘，内走行有动脉和神经。切口应位于阴蒂水平的闭孔内侧

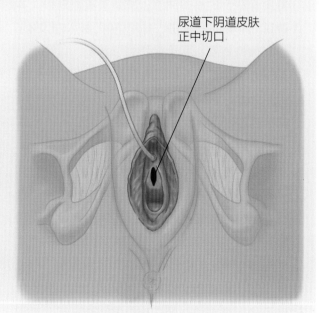

▲ 技术图 5-6　尿道下正中切口

在尿道中段处阴道壁上取约1.5cm长的垂直切口

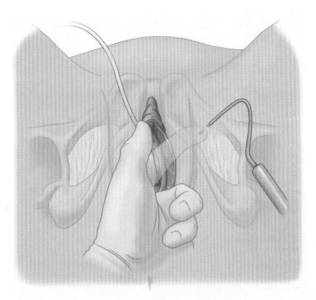

▲ 技术图 5-7　置入经耻骨穿刺针

在"由外入内"的入路中，穿刺针首先通过皮肤切口引入，接着穿过闭孔外筋膜和闭孔内肌。穿刺针的尖端在外科医生手指指引下从先前在尿道中部切口处穿过阴道。吊带固定在穿刺针尖端，然后通过腹股沟切口轻轻向后翻转穿刺针，将吊带拉到位

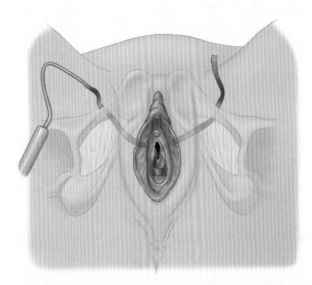

▲ 技术图 5-8　在原位用经耻骨吊带

在吊带两端放置到位后准备拉紧吊带

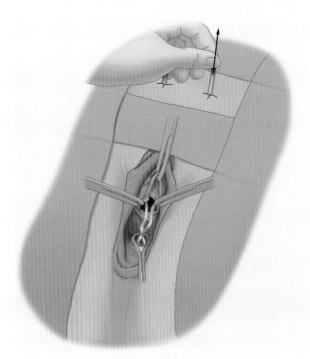

▲ 技术图 5-9　用爪形肠钳拉紧尿道中段吊带

使用爪形肠钳抓住用网留出一截，以满足张力的调整

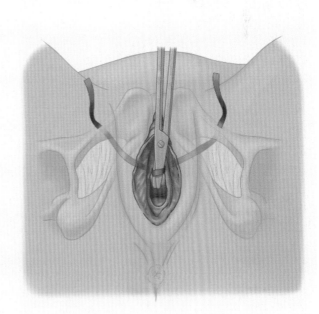

▲ 技术图 5-10　用剪刀拉紧尿道中段吊带

在取出穿刺鞘过程中，使用大剪刀或直角夹钳保持尿道和网片之间的空间，以保证足够的张力

- 阴道切口可用 3-0 或 4-0 可吸收缝线缝合（技术图 5-11）。
- 然后用可吸收缝线或真皮黏合剂关闭皮肤切口，以敷料覆盖。应注意不要将吊带材料缝入皮肤中。

（二）耻骨阴道吊带

- 在耻骨阴道吊带中，吊床的中央部分通常被放置在膀胱颈和阴道壁之间更接近膀胱颈的部位。这与上述的尿道中段悬吊形成对比。
- 耻骨阴道吊带可以是合成材料或生物材料制成，但传统耻骨阴道吊带是指由生物材料制成的吊带。
  - 生物材料包括自体移植物、异体移植物或异种移植物。自体移植物来自于通过自身腹直肌筋膜或阔筋膜切除得到的组织。同种异体移植物和异种移植物可来源于筋膜、真皮、膀胱或其他器官材料。

1. 耻骨阴道吊带入路

- 在耻骨上切口和阴道切口处的皮肤行局部麻醉。可以通过注射多量液体以对适当的组织平面进

行水分离，以便更好地进入正确的间隙。常用制剂包括 0.25% 布比卡因（含或不含肾上腺素）、稀释的血管加压素和 0.9% 生理盐水。

- 耻骨上横切口位于耻骨联合上 2cm，长 2~4cm。阴道切口可以采用两种方式之一，需要始终注意切口仅限于阴道壁而不穿透尿道周围筋膜：
  - 在膀胱颈位置阴道壁上取一个 2~3cm 长的垂直切口。在这种方法中，吊带隧道是通过侧方分离形成的。
  - 在膀胱颈位置阴道壁上取两个长约 1.5cm 的侧切口。在这种方法中，吊带隧道是通过在皮下横穿中线连接切口而形成的。

- 使用尖的窄刃剪刀（如 Metzenbaums）剪在阴道壁下、膀胱颈外侧至耻骨联合的下方分离形成通道。用钝剪刀的尖端沿耻骨联合后下缘置入，与耻骨联合平行，尖端远离膀胱。轻轻地将剪刀沿着耻骨联合和尿道骨盆韧带滑动，并穿过盆腔内筋膜进入耻骨后间隙。用手指触诊以确认进入。在对侧重复该步骤。

- 然后用移植物制作吊带的中间部分，将缝合线连在吊带的外侧缘作为运送臂。
  - 尺寸约为 1.5cm 宽，长度为 12~14cm。这样的长度能保证它将能够通过后方到达耻骨联合并在局部形成瘢痕，近似于耻骨尿道韧带的自然位置。
  - 常用的制作缝合臂的材料包括薇乔线（聚乳酸 910，Ethicon Johnson&Johnson，Somerville，NJ）等可吸收缝合线或聚丙烯［聚丙烯或聚二氧烷（PDS），Ethicon Johnson & Johnson，Somerville，NJ］等不可吸收缝合线。吊带两侧各缝合一根双尾缝线，长度至少为 12cm，以达到无张力通过（技术图 5-12）。

- 一个双针头的穿刺器用于传递吊带。例如，Pereyra Raz 穿刺器（技术图 5-13；Cook Urological Inc.，Spencer, IN）。穿刺器的顶端通

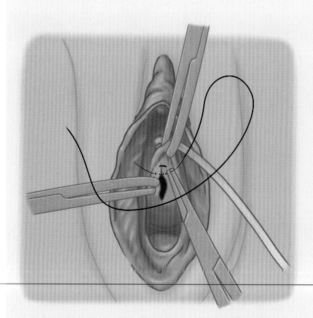

▲ 技术图 5-11　用 3-0 或 4-0 可吸收缝线缝合关闭阴道切口

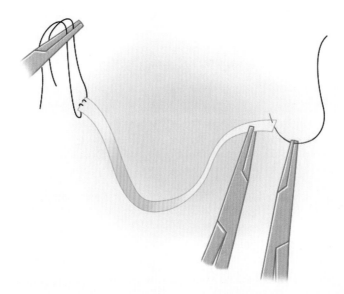

▲ 技术图 5-12　生物吊带

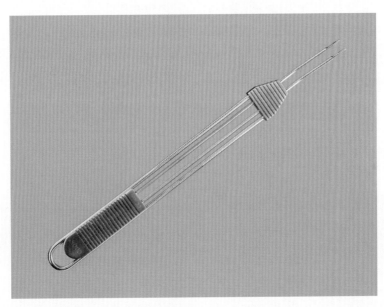

▲ 技术图 5-13　Pereyra-Raz 穿刺器（Cook Urological Inc., Spencer, IN）

过耻骨上切口和皮下脂肪插入，穿过腹直肌筋膜，进入先前形成的耻骨后隧道。

- 利用术者的非支配手，将指引手指通过阴道切口置于耻骨后隧道。穿刺器针头穿过腹直肌筋膜后会首先触碰到指引手指，轻轻引导针头至阴道切口穿出。这样可以确保穿刺针尖不会在中途穿透膀胱、膀胱颈或尿道。
- 然后将每一个吊带臂穿过穿刺器的针眼，只

留下一小截尾线。然后，将穿刺器轻轻退出隧道至耻骨上切口。对侧重复该步骤（技术图 5-14）。

- 吊带穿过膀胱颈的过程取决于切口的类型。
  - 如果是正中切口，在第一只吊带臂通过耻骨上切口后，吊带可以轻易地穿过，放在尿道中段下方。
  - 如果是阴道侧方切口入路，在放置对侧吊带

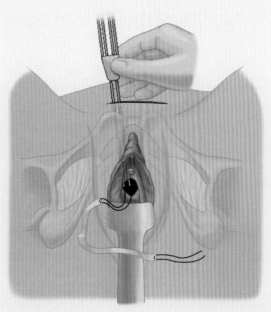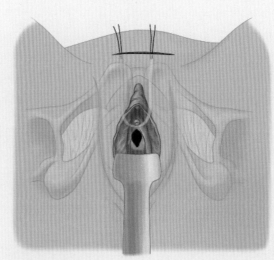

▲ 技术图 5-14 耻骨阴道悬吊术

从腹部横切口或腿上的阔筋膜中分离出一条自体横筋膜带。在尿道近端下阴道行切口，以手指分离进入耻骨后间隙，使得穿刺器能够从腹部切口在持续而直接的引导下进入。固定在吊带上的永久缝线通过穿刺器穿过腹部切口提起，将吊带固定在腹直肌筋膜上（改编自 J. Tan-Kim, MD. In: Gibbs RS, Karlan BY, Haney AF, Nygaard IE. *Danforth's Obstetrics and Gynecology*.10th ed. Philadelphia, PA: Wolters Kluwer; 2008.）

臂之前，吊带必须先穿过先前分离形成的尿道与阴道间的隧道。可以用扁桃体钳通过对侧阴道侧方切口穿过隧道，夹住游离端的缝合线，将吊带轻拉穿过隧道，轻轻提拉到位。然后将吊带臂放置到该侧耻骨上隧道处。

- 一旦吊带穿刺后，需行膀胱镜检查以确认没有发生膀胱穿孔。

- 如果发生膀胱穿孔，需去除缝线并用相似的方法再次放置。无须关闭膀胱破口，但术后应行3～7d 膀胱引流。

- 在确认膀胱完整性后，吊带可以用 3-0 扁肠线缝合到中线两侧的膀胱周围组织，以防止移位或卷边。

- 当使用双针穿刺器时，缝合线可以在同侧打结。如果使用单针穿刺器，则必须将缝合线穿过中线的筋膜桥打结。

- 如果在吊带和尿道之间能够刚好允许重型剪刀或直角夹钳通过，则张力是合适的。

- 然后用可吸收缝线或皮肤黏合剂关闭皮肤切口，用敷料覆盖。

（三）经尿道填充

- "经尿道"指的是给药方式。通常是作为门诊手术在直接可视的情况下通过膀胱镜进行手术。患者取膀胱截石位，进行局部麻醉。手术过程中应用利多卡因凝胶缓解疼痛。对于不能耐受单独使用局部麻醉的患者，可考虑使用镇静药。

- 在此期间，应准备好注射的药物。

  ➤ 市面上有多种填充剂。多年来使用的材料包括自体组织、硅胶、胶原蛋白、羟基磷灰石钙、乙烯-乙烯醇共聚物、碳球、聚二甲基硅氧烷和右旋透明质酸。尽管没有足够的证据说明哪种药物更占优势，但实践表明聚二甲基硅氧烷和羟基磷灰石钙是两个最常用的药物[7]。

  ➤ 可以用专门的内镜针或定制设备用于注射。大部分厂家都会提供，有些是用于特定的植入物。按照说明将含有填充材料的注射器置于膀胱镜针头或定制装置上。

- 然后使用 12° 或 30° 镜和扩张液进行膀胱镜检查。
  - ➢ 应该先做诊断性膀胱镜检查。评估逼尿肌，记录可见的解剖异常。
  - ➢ 膀胱镜撤至尿道中部直到看到尿道括约肌水平。如果用 Coaptite 植入剂、两个注射点的话，推荐 4 点钟和 8 点钟位置，如果是三个不同部位的药物注射，则推荐 2 点钟、10 点钟和 6 点钟位置。
  - ➢ 接着将膀胱镜朝尿道倾斜约 45°，将针头向前穿刺黏膜。针尖应该正好在黏膜表面下。然后将膀胱镜向中线倾斜，与尿道平行。这可以确保针尖处在与尿道轴线平行的隧道中（技术图 5-15）。
- 然后在直视下注入材料。应从周围向中线填充黏膜层。一旦黏膜位于中线就将针头拔出。
- 在剩余部位重复该步骤，直到充分填充（技术图 5-16）。

- 注射后可排空膀胱并重新注入 200～300ml 生理盐水。取出膀胱镜，患者恢复仰卧位。

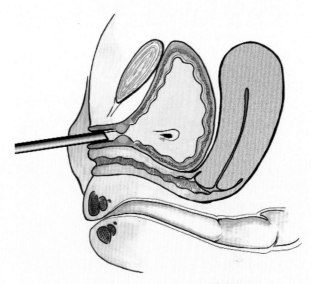

▲ 技术图 5-15　经尿道注射填充剂

在膀胱镜直视下，经尿道将填充剂注射到尿道近端的多个黏膜下部位以增加尿道阻力（引自 J. Tan-Kim, MD. In: Gibbs RS, Karlan BY, Haney AF, Nygaard IE. *Danforth's Obstetrics and Gynecology*. 10th ed. Philadelphia, PA: Wolters Kluwer; 2008.）

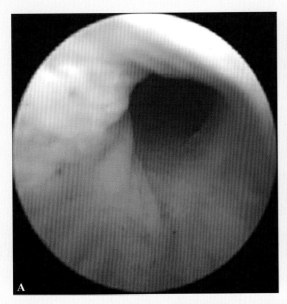
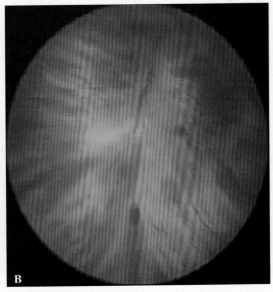

▲ 技术图 5-16　尿道括约肌注射前后的状态

A. 注射前状态，尿道腔开阔；B. 注射后状态，尿道腔被缩窄（引自 Lee SW, Kang JH, Sung HH, et al. Treatment outcomes of transurethral macroplastique injection for postprostatectomy incontinence. *Korean J Urol*. 2014;55[3]:182-189.）

■ 患者可以走动和离开。可使用放在马桶座下的尿杯测量尿量。或者在排空尿液后测量残余尿。

膀胱镜下注射肉毒素

■ 患者取膀胱截石位，行局部麻醉。可以在尿道应用利多卡因凝胶，插入导管并给予 30ml 2% 利多卡因。取出导管恢复仰卧位。术前最好提前 30min 用药。

■ 在这段时间应该准备注射肉毒素（Botox，Allergan）（表 5-4）。

➤ 有 100U 和 200U 两种规格，使用前必须冷藏。通常以 10～30ml 0.9% 注射用生理盐水稀释。

表 5-4　肉毒素剂量及尿潴留风险 [9, 10]

剂量（U）	尿潴留风险（%）
50	9
100	18
150	25
200	25
300	25

■ 膀胱镜检查用 12° 或 30° 镜、用普通生理盐水作灌流液。

➤ 应先引流麻醉药物并冲洗膀胱。需要先进行诊断性膀胱镜检查。评估逼尿肌状态、记录可见的解剖异常。

➤ 需要用膀胱镜注射针头进行药物注射。大部分都可以买到。常见的尺寸为 22～23 号、宽度 3～7F，针尖长度 2～8ml。

➤ 将装有药物的注射器置于膀胱镜注射器上。药物以 5～10U 的增量（0.5～1ml 注射量）直接注入逼尿肌。一般是多象限注射，以使药物均匀分布在逼尿肌（技术图 5-17）。

➤ 注射后可排空膀胱。取出膀胱镜，恢复仰卧位。

➤ 应在术后 10～14d 随访残余尿情况。

（四）骶神经调节

■ 骶神经调节被批准用于治疗难治性急迫性尿失禁、尿频、非梗阻性尿潴留和大便失禁，并自

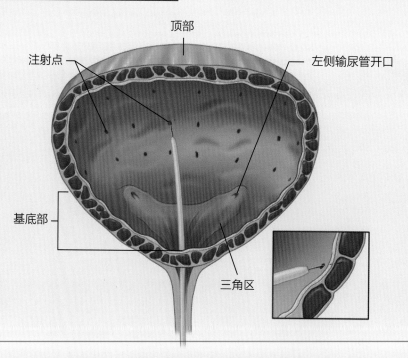

▲ 技术图 5-17　肉毒素注射治疗急迫性尿失禁和膀胱过度活动症

改编自 Nitti VW. Botulinum toxin for the treatment of idiopathic and neurogenic overactive bladder: State of the art. *Rev Urol*. 2006;8[4]:198–208.

1997 年和 1999 年起用于盆腔疼痛。自 1976 年 Brindley 及其同事首次提出前路入路以来，骶骨神经调节技术已经发展到目前的 S_3 神经根后路入路（无论是否有透视）治疗泌尿系统疾病（六、经验与教训）。

- 目前的技术包括两个阶段。首先，试验阶段，患者在这一阶段中对骶神经调节进行几天至 4 周的试验，以确定是否有治疗益处。主观和（或）客观改善≥ 50% 通常被认为是有益的。其次，植入阶段，对前期阶段有效的患者置入可植入脉冲发生器（IPG）（技术图 5-18）。试验阶段效果不佳的患者需要将试验阶段置入的部件完全移除。

1. 经皮植入

经皮植入是指在第一阶段（测试阶段）进行经皮神经评估（PNE），在第二阶段放置最终电极和可植入脉冲发生器的技术。第一阶段可以局麻下在门诊进行。

2. 分阶段置入

- 分阶段置入是将最终电极（技术图 5-19）第一阶段（测试阶段）置入，并在第二阶段连接可植入脉冲发生器的技术。

- 分阶段置入可以在门诊通过局部麻醉进行。

- 这种手术的门诊性质使骶神经调节成为全身麻醉高风险患者的一个极佳选择。尽管运动反应是最关键的，无须全麻使得术中能够进行感觉反馈的测试，可以通过调整获得最满意的导线放置位置。

(1) 分阶段置入：第一阶段

- 在摆好体位确定患者没有不适后，可以进行消毒铺巾。注意保持无菌，如果污染了用于永久植入的异体组织，可能增加感染风险并需要移

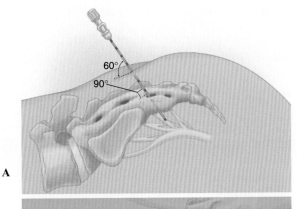

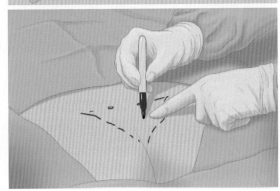

▲ 技术图 5-18　用于骶神经调节的植入式脉冲发生器

A. 穿刺针穿入骶骨的角度；B. 体表皮肤标记，以尾骨中线和双侧坐骨棘为标记

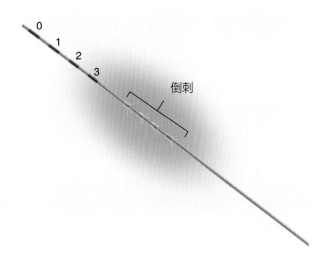

▲ 技术图 5-19　用于骶骨神经调节最终放置的倒刺电极。每条导线有 4 个电极（0～3）

除受感染的材料。

➤ 消毒区域应包括下背部、骶骨、臀部和肛门。建议使用手术薄膜（3M，St. Paul, MN）。

➤ 臀部可以从外侧用胶带粘住，这样在手术过程中更容易暴露肛门。

➤ 手术过程中外科医生需要看到患者的脚，并且可以让无菌区外的助手也看到脚。

■ 接着识别 S_3 神经孔。这可以在透视或不透视的情况下进行：

➤ 触诊尾骨。用直尺在中线上向头侧测量 9cm，垂直脊柱水平画一条线，以确定 S_3 的大致位置（技术图 5-18B）。S_3 神经孔的内侧面大概在脊柱中线旁 2cm。这个距离同样可以用直尺测量，并标记为与脊柱平行。这些线的交点接近于导线放置的适当位置。

➤ 也可以使用 X 线透视来识别标志。患者必须躺在允许 C 臂机在骨盆下方旋转的手术台上。获得前后视野（AP）以识别孔的内侧缘，并做一个平行于中线的标记。接着获得侧向图像，并找到骶曲，就是 S_2 的大致位置。朝着足侧的下一水平是 S_3。可以利用不透射线标记如钳子或电线以正确识别 S_3，然后标记在手术膜上。

■ 局麻浸润皮肤，通常用利多卡因或布比卡因。与最常见的不适症状相关的神经支配区是骨膜和皮肤。我们建议在骨膜层浸润 1～2ml，然后是皮肤浸润。皮下不需要特殊浸润麻醉。

■ 然后利用识别的标记将穿刺针置入 S_3。一般情况下，针应该由头侧至尾侧、从内侧到外侧以符合 S_3 神经的走行。

➤ 针尖沿着皮肤标记的位置置入并平行于 S_3 神经走行（技术图 5-18A）。如果遇到阻力，这通常意味着已经到达骨膜，应该将针撤回使针尖保持在皮肤水平以下，然后调整角度，重新插入针头。这个过程一直重复，直到针头"落入" S_3 神经孔，说明位置正确。

➤ 获取侧面透视图以确认位置正确。如果在置管时遇到困难，也可以使用前后视角透视。

■ 然后刺激针头引起感觉和运动反应（表 5-5）。如果 S_2 或 S_4 水平有反应，则取下孔针并做出相应调整。例如，在引起 S_2 反应的情况下，应该向足侧方向调整。

表 5-5　骶神经感觉和运动反应

神经	感觉反应	运动反应
S_2	阴道	足背屈、足跟旋转 肛门括约肌收缩
S_3	阴道、会阴、直肠	踇趾背屈 波纹管似的运动 [a]
S_4	直肠、肛门	波纹管似的运动 [a]

a. 向内拉动臀肌和肛门

■ 一旦孔针在适当的位置，就可以放置倒刺导线。

➤ 在孔针位置切开皮肤约 1cm。

➤ 抓住针芯并从孔针中取出。可能需要逆时针转动 1/4 圈，以松开针芯。

➤ 通过孔针放置一根导丝，轻轻引导至超过骶骨前水平，可行侧面透视。

➤ 然后轻轻地将孔针从导丝中取出，小心抽取确保导丝不会移位。

➤ 然后插入 T 形引导鞘。导丝通过中央管送入，然后鞘沿着导丝的方向穿过皮肤向下行至骶骨前。在这过程中应注意确保导线没有弯曲。在侧位透视下鞘的不透射线尖端应接近骶骨前缘。

➤ 然后将导丝轻轻地从引导鞘上拆下。

➤ 然后将引导管从鞘中取出。顺时针转动引导管 1/4 圈将其松开，然后向外取出。

➤ 然后将倒刺导线穿过鞘，小心操作避免使其弯曲。白色不透射线标记能够显示导线深度在鞘的顶部。侧位透视图将显示电极（例如，四极导线中的 4 个电极），其位置应与神经的自然走行相近。最常见的情况是，电极 0 和电极 1 位于骶骨前方，电极 2 和电极 3 横跨骶骨前缘。

- 此时可以刺激电极以引起感觉和运动反应。通常需要一个不需无菌的手术助手轻轻地前后调整导线以使大多数电极产生足够的反应。这一阶段是最重要的，因为正确的放置将确保术后程序运行的正确性。
- 一旦确定了正确的位置，就可以将鞘沿着导线轻轻地拆下，注意不要在 X 线透视辅助下将导线拔出。
- 应拍摄 X 线透视以确定导线位置，并保存在病历中。在侧视图中，导线应该直接穿过骶骨，然后稍微偏离足侧。从前后透视图看，导线应该是由内侧到外侧的路径，并且看起来像曲棍球棒，沿着神经的自然解剖有一个柔和的曲线。
- 然后，将导线从皮肤下穿入患者的另一侧。
  - 制作一个口袋，作为将来植入式脉冲发生器的位置。位置是患者对侧髂嵴下方，有足够的皮下脂肪来保护装置。做一个 3cm 的皮肤切口，分离组织形成一个小口袋。
  - 隧道器装置置入皮肤下约 2cm 的袋中，并向导线方向倾斜。该装置在脂肪中轻轻推进，尖端通过导线的皮肤切口穿出。这个通道应该保持在皮肤的深处，以减少将来暴露的风险。
  - 拧松并取下隧道器的尖端，将金属隧道器从鞘中取出。将导线轻轻地送入隧道鞘中并尽可能深入，直到在另一头看到导线尖端，退出先前制造的口袋。抓住隧道器和导线，并将其拉过口袋端，以便拆除隧道器，将导线平放在隧道内。
  - 接着连接延长线。
  - 一个小的塑料"接头"被滑到导线上，导线被送入延长线，延长线也有一个小接头。用封闭式螺丝刀拧紧连接。应转动螺丝刀并听到两声"咔嗒"声。注意不要折弯或过度拧紧。

- 然后将防尘套滑动到接头上，以确保防水密封。然后将两条可吸收缝线固定在接头的两侧，以防止脱落和液体漏到接头中。
- 然后在皮下做隧道放置延长线。
  - 在远离口袋的地方做一个小的皮肤穿刺，将隧道器再次向皮肤深处朝口袋方向置入直到离开皮肤。取下针尖和金属部分，将延长导线穿过隧道器，并像之前一样滑出穿刺点。这样操作应该可以让接头覆盖的延长连接被轻轻地放在口袋内，延长线通过穿刺部位退出皮肤。
- 随后关闭切口。
  - 对口袋进行充分冲洗并止血。这一步骤对于防止术后血肿和伤口裂开至关重要。用可吸收缝线缝合皮下，用缝合线或皮钉缝合皮肤。另外两个皮肤穿刺切口同样需要冲洗和关闭。
- 延长线连接到外部电源箱。
- 所有切口都可以用创可贴或无菌敷料覆盖（3M，St. Paul, MN）。多认为可以通过多覆盖敷料以防止意外的脱出、疼痛或感染。例如，用 Tegaderm 薄膜覆盖折叠的 4×4 纱布海绵（3M，St. Paul，MN），在患者的下背部水平覆盖袖珍切口、小中线切口和暴露的延长线，直到髂嵴前缘。
- 在术后恢复区指导患者进行设备管理、编程、症状记录和故障排除。患者应该跟外科医生一起复查试验结果。试验持续时间为 1~4 周不等，时间取决于数据结果、医生和患者的偏好以及感染风险（六、经验与教训）。

(2) 分阶段植入：第二阶段

- 除麻醉平面外，患者的体位和消毒与第一阶段一样。患者在第二阶段不需要反应或与医生互动，因此如果需要的话可以接受更多的镇静。
- 将延长线与倒刺导线断开。
  - 切开口袋上方的皮肤，注意不要切开下方的导线。通过钝性分离打开口袋、识别连接，连接可以被轻易地提出切口。

> 拆掉接头旁边的两条缝线，将接头沿着电线滑动，显露连接。然后用螺丝刀以与第一阶段相反的方式断开延长导线，接着将延长导线从视野中移开。

- 接上可植入脉冲发生器。
  > 可植入脉冲发生器与倒刺导线的连接方式与临时延长导线的连接方式类似。
- 接着将可植入脉冲发生器放在口袋里。如有必要，可以钝性扩大口袋，以确保有足够的空间容纳下面有电线的可植入脉冲发生器。这样可以保护电线以避免感染、疼痛或脱落。
- 按照第一阶段描述的方法止血、关闭口袋及覆盖敷料。
- 在康复区指导患者进行设备管理、编程、症状记录和故障排除。术后 4～6 周复查伤口。

3. 经皮神经评估

- 这种方法最常用于在门诊进行第一阶段时，有无透视皆可。
- 患者的体位和铺巾方式与上述识别标志点和置管的过程类似。唯一不同的是放置的是经皮神经评估导线而不是倒刺。
- 在插入并确认经皮神经评估导线的正确位置后，不需要按照倒刺导线的方式做隧道。
- 创可贴覆盖穿刺口和导线，将经皮神经评估线与外部电源连接。

（五）骶神经调节：注意事项

1. 测试阶段结果的评估

- 在一期置入分阶段植入或经皮神经评估后需要与患者一起复查结果。成功的标准如上所述。
- 如果患者已进行分期置入，在此次就诊时需断开延长导线，以将感染风险降至最低。
  > 去掉创可贴，轻轻牵拉延长线，并尽可能贴近皮肤切断以使电线末端缩回皮下。然后用小创可贴覆盖。
  > 告知患者由于设备已断开连接，她的症状可能会恢复到基线水平。
- 如果患者接受的是经皮神经评估，在这次就诊中需要移除电线。轻轻牵拉使金属丝滑出切口，然后用小创可贴覆盖伤口。

2. 伤口感染

- 切口蜂窝织炎通常通过口服抗生素治疗。
- 持续感染或脓肿的病例通常需要移除所有器械部件。
- 需要向患者解释，如果有伤口感染史，可以重复置入，但是通常需要相当长的时间，在感染恢复后（约 3 个月）。在这种情况下，可以使用组合方法。由于已经证明了患者的治疗有效，并且不需要重复试验阶段，因此永久性倒刺导线和可植入脉冲发生器可以在同一个阶段置入。

六、经验与教训

（一）标记膀胱

○ 轻轻牵拉导管使气囊在膀胱颈上处于舒适的位置。从阴道侧触诊可确定膀胱颈的位置。从膀胱颈到尿道口的中点位置可以帮助确定尿道中部，可作为辅助切口的标记。

（二）阴道切口的选择

○ 处理阴道上皮边缘时应小心。不精细的组织处理，长时间使用 Allis 或组织钳，或在隧道形成过程中过度揉捏阴道边缘会让阴道上皮失活。这可能导致组织愈合不良，并可能导致随后的网片暴露。

（三）尿道周围分离

○ 在建立尿道中段吊带（MUS）放置通道时，应注意不要穿透尿道周围筋膜。

（四）膀胱镜检查

○ 诊断性膀胱镜检查通常使用 17F 硬性膀胱镜。检查尿道的镜子为 0°镜，检查膀胱颈、前膀胱、输尿管的镜头角度为 30°或 70°，或在悬吊带手术时对套针穿孔进行全面评估。

（五）尿潴留

○ 暂时性的尿潴留可能会使患者和医生感到沮丧。建议在术前指导患者自我导尿以减少术后焦虑和返诊。

（六）X 线透视

○ 可用于骶神经调节。在某些州需要医师执照或注册（https://www.aart.org）。

（七）骶神经调节试验阶段

○ 如果得到的结果不够有效，可以在门诊对设备进行重新编程。可以延长测试阶段以评估第二次重新编程的结果。

七、术后护理

■ 泌尿妇科手术后的护理与其他良性妇科手术相似（表 5-6）。

■ 以下操作建议使用预防性抗生素。

➢ 阴道手术和吊带手术：外科护理改进项目（SCIP）指南建议使用第一代或第二代头孢菌素 24h。

➢ 骶神经调节：厂商建议常规使用抗生素以预防植入物感染。

■ 以下操作不需要持续膀胱引流。

➢ 脱垂手术和吊带手术：尿潴留的总体风险较低，不需要持续引流。应根据具体情况做出决定，并就多种选择的风险和好处向患者提供建议。术后尿潴留高危的患者可留置导尿管或指导自我导尿以减少焦虑，避免急诊返诊。

■ 在下列操作中，不建议进行持续膀胱引流。

➢ 经尿道扩张、膀胱镜检查和不涉及膀胱或尿道的检查无须持续膀胱引流。排尿成功后患者可出院。

■ 以下步骤建议限制体力活动。

➢ 脱垂手术、吊带手术、阴道手术：术后应即刻限制性生活和有氧运动。

■ 建议对以下操作进行随访评估。

➢ 尿潴留高危患者抗尿失禁术后约 2 周后。

➢ 阴道手术和神经调节后 4～6 周的低危患者。

表 5-6　泌尿妇科术后建议

治疗	建议
抗生素	建议：阴道手术，吊带手术，神经调节
膀胱灌洗	不需要：阴道手术和吊带手术 不建议：膀胱镜手术
行为限制	建议：阴道手术，吊带手术，神经调节 不建议：膀胱镜手术

八、预后

（一）压力性尿失禁

■ 尿道中段悬吊术

➢ 约 84%（76%～89%）的患者在应用合成材料的尿道中段悬吊术后 48 个月或更长时间内症状消失[1]。

- 耻骨阴道吊带
  - 约82%（67%～93%）的患者报告在自体耻骨阴道悬吊术后4年或更长时间内症状消失[1]。
- 经尿道扩张术
  - 约30%（18%～45%）的患者在48个月内症状消失，66%得到改善[1]。必要时可重复该操作。

（二）急迫性尿失禁

- 膀胱镜下注射肉毒素
  - 尿频平均每天减少4次，尿失禁每天减少3次。有效时间为3～12个月不等，高达66%的患者尿失禁症状消失。如果有需要，可以重复该操作。
- 骶神经调节
  - 总体成功率为76%～86%，尿频、夜尿症、尿失禁发作和生活质量都得到了改善[8]。作用持续时间取决于使用频率和电池寿命。电池可以通过手术更换。生活质量的改善与尿、便和性功能的改善有关。

九、并发症

- 尿道中段悬吊术
  - 最常见的围术期并发症包括尿路感染、尿潴留和排尿功能障碍，3%～5%的患者会出现，并随时间增加概率上升。
  - 网片相关并发症，如阴道暴露、内脏侵蚀和盆腔痛。
- 耻骨阴道吊带
  - 最常见的副作用与尿道中段悬吊带相似，但尿潴留和尿急迫的发生率略高。
- 经尿道扩张术
  - 最常见的副作用与尿道中段悬吊带相似，但发生率较低。更常见的是短暂的尿路不适。
- 膀胱镜下注射肉毒素
  - 最常见的副作用包括13%～44%的尿路感染和9%～25%的尿潴留，具体取决于药物剂量。
- 骶神经调节
  - 最常见的不良反应包括8%～10%的刺激或植入部位疼痛不适感，3%的导线移位或植入部位感染或重复手术。

参考文献

[1] Dmochowski RR, Blaivas JM, Gormley EA, et al; Female Stress Urinary Incontinence Update Panel of the American Urological Association Education and Research, Inc. Update of AUA guideline on the surgical management of female stress urinary incontinence. *J Urol*. 2010;183(5):1906–1914.

[2] Madhuvrata P, Cody JD, Ellis G, Herbison GP, Hay-Smith EJ. Which anticholinergic drug for overactive bladder symptoms in adults. *Cochrane Database Syst Rev*. 2012;1:CD005429.

[3] Gormley EA, Lightner DJ, Faraday M, Vasavada SP; American Urological Association; Society of Urodynamics, Female Pelvic Medicine. Diagnosis and treatment of overactive bladder (non-neurogenic) in adults: AUA/SUFU guideline amendment. *J Urol*. 2015;193(5):1572–1580.

[4] Nager CW, Brubaker L, Litman HJ, et al; Urinary Incontinence Treatment Network. A randomized trial of urodynamic testing before stress-incontinence surgery. *N Engl J Med*. 2012;366(21):1987–1997.

[5] Bakali E, Buckley BS, Hilton P, Tincello DG. Treatment of recurrent stress urinary incontinence after failed minimally invasive synthetic suburethral tape surgery in women. *Cochrane Database Syst Rev*. 2013;(2):CD009407.

[6] Rehman H, Bezerra CC, Bruschini H, Cody JD. Traditional suburethral sling operations for urinary incontinence in women. *Cochrane Database Syst Rev*. 2011;(1):CD001754.

[7] Kirchin V, Page T, Keegan PE, Atiemo K, Cody JD, McClinton S. Urethral injection therapy for urinary incontinence in women. *Cochrane Database Syst Rev*. 2012;(2):CD003881.

[8] Noblett K, Siegel S, Mangel J, et al. Results of a prospective, multicenter study evaluating quality of life, safety, and efficacy of sacral neuromodulation at twelve months in subjects with symptoms of overactive bladder. *Neurourol Urodyn*. 2016;35(2):246–251.

[9] Duthie JB, Vincent M, Herbison GP, Wilson DI, Wilson D. Botulinum toxin injections for adults with overactive bladder syndrome. *Cochrane Database Syst Rev*. 2011;(12):CD005493.

[10] Committee Opinion No. 604: OnabotulinumtoxinA and the bladder. *Obstet Gynecol*. 2014;123(6):1408–1411.

[11] Ulmsten U, Henriksson L, Johnson P, Varhos G. An ambulatory surgical procedure under local anesthesia for treatment of female urinary incontinence. *Int Urogynecol J Pelvic Floor Dysfunct*. 1996;7(2):81–85.

泌尿生殖道瘘
Genitourinary Fistula

Erin M. Mellano   Lisa Rogo-Gupta   著

杨俊芳   译

第6章

妇科手术技巧：泌尿妇科学

Operative Techniques in
Gynecologic Surgery:
Urogynecology

一、总体原则

（一）定义

- 泌尿生殖道瘘是生殖道和尿路之间的异常通路。这种连通可能涉及膀胱（膀胱阴道）、子宫（膀胱子宫）、输尿管（输尿管阴道）或尿道（尿道阴道）（图 6-1）。

- 产科因素的泌尿生殖道瘘已经基本从工业化国家中消失，但仍然是发展中国家的主要病因。主要由梗阻性难产造成。在这个过程中，母体盆底的软组织被挤压在胎头和骨盆之间，导致阴道壁和周围结构之间的缺血坏死，由此造成的损伤使女性的生殖道和尿道之间存在连通（图 6-2）。
  - 泌尿生殖道瘘是一种严重的母体病症。这些女性常常被她们的丈夫抛弃，并且因为持续的尿失禁无法进行正常社会活动。

- 在发达国家，泌尿生殖道瘘是罕见的。它们往往是盆腔手术中尿道损伤未被识别的结果。其他病因包括盆腔放疗、癌症、外伤和先天性发育异常。

（二）体格检查

- 一般盆腔检查：见表 5-1
- 体格检查中泌尿生殖道瘘的标志
  - 阴道穹窿尿液池。
  - 阴道的凹陷或瘢痕。
  - 阴道内覆盖瘘管的肉芽组织。
  - 尿液性皮炎（图 6-3）。
  - 梗阻性难产后遗症：阴道狭窄和挛缩、闭经、耻骨联合分离和足下垂。
- 如果尿失禁的来源不容易确定，膀胱灌输亚甲蓝可以帮助诊断。这个操作，连同阴道填塞物被称为"填塞试验"，其具体操作如下（图 6-4）。
  - 阴道内填入纱布。
  - 经尿道膀胱内注入亚甲蓝。
  - 几分钟后，取下纱布。
  - 如果纱布蓝染，高度怀疑瘘管存在。
    - 如果纱布的末端是蓝色的，那么可能是尿失禁，而不是瘘管。
  - 如果纱布是湿的，但没有蓝染，则高度怀疑有输尿管阴道瘘。

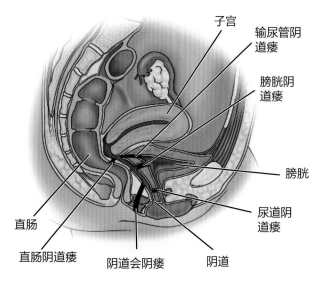

▲ 图 6-1 图示为三种不同类型的泌尿生殖瘘：膀胱阴道瘘、子宫阴道瘘和尿道阴道瘘

引自 Farrell M. *Smeltzer & Bares Textbook of Medical-Surgical Nursing*. 4th ed. Philadelphia, PA: Wolters Kluwer; 2016.

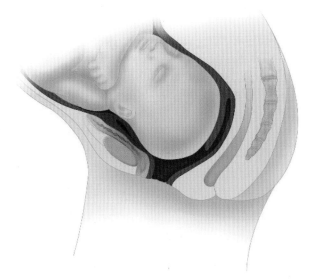

▲ 图 6-2 分娩时胎头压迫膀胱和阴道之间的软组织
当分娩时间延长时，被压迫组织的血供受阻，从而继发缺血坏死

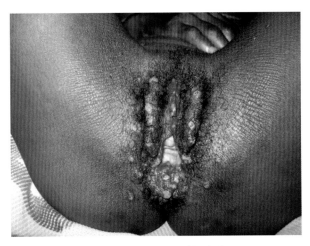

▲ 图 6-3 外阴尿液性皮炎

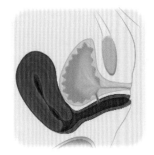

A

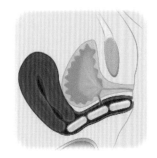

B

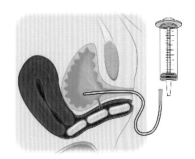

C

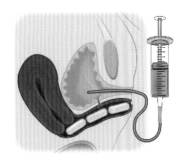

D

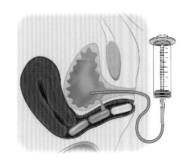

E

- 也有建议将本试验与提前 2h 口服非那吡啶结合。如果纱布染上橙色而不是蓝色，则高度怀疑输尿管阴道瘘。
- ➢ 这些测试的整体敏感性和特异性尚不清楚，这些测试通常与膀胱尿道镜和（或）影像学检查相结合，以确定瘘的位置和通道。

（三）鉴别诊断

- 压力性尿失禁。
- 充溢性尿失禁。
- 异位输尿管。
- 腹膜阴道瘘。
  - ➢ 腹腔积液伴阴道断端裂开。
- 感染、脓肿或液体积聚导致的阴道排液。

（四）非手术治疗

- 对于膀胱阴道瘘，如果诊断及时（7d 内），应尝试持续留置尿管保守治疗作为一线治疗方案。
  - ➢ 该治疗方案的一个例外情况是放射引起的瘘管。这些瘘管往往存在时间长，不太可能通过单纯的膀胱持续引流愈合。
  - ➢ 15%～20% 的小瘘管经膀胱持续引流后自然闭合。
  - ➢ 保守治疗成功的积极预测因素包括以下几种情况。
    - 瘘管＜ 1cm，且诊断后尽快留置尿管

▲ 图 6-4 描述"填塞试验"的示意图

A. 膀胱阴道瘘的骨盆矢状位视图；B. 阴道内放置的纱布；C. 将导管插入膀胱，外接注射器；D. 亚甲蓝注入膀胱；E. 从膀胱流出的液体通过瘘管流到阴道的纱布上

- ● 早期诊断和及时放置尿管。
- ➤ 目前就最佳尿管留置时间还没有达成共识，但一般留置 2～8 周。
- ■ 对于输尿管阴道瘘，应将放置输尿管支架作为一线治疗。
  - ➤ 放置输尿管支架的病例需满足以下条件。
    - ● 单侧输尿管损伤。
    - ● 无肾脏感染。
    - ● 输尿管连续。
    - ● 可靠的随访。
- ■ 建议支架置入 6～8 周，60%～70% 的病例会自然闭合。

二、影像学检查与其他诊断方法

- ■ 如果在体格检查中很容易识别出瘘管，则不需要额外的影像学诊断，但影像学检查可能有助于制订手术计划。
- ■ 膀胱尿道镜检查（图 6-5）
  - ➤ 膀胱尿道镜检查是识别瘘管的一种很好的方法，有助于观察瘘管与输尿管的连通位置。它更有助于识别斜行窦道和（或）膀胱筛状损伤的复杂瘘管。
- ■ 膀胱尿道排泄造影（VCUG）（图 6-6 和图 6-7）这是膀胱阴道瘘，膀胱子宫瘘和尿道阴道瘘

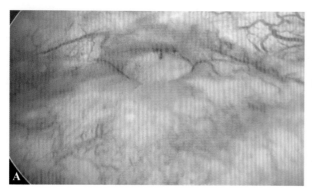
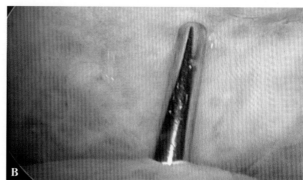

▲ 图 6-5 子宫切除术后瘘

A. 腹腔镜子宫切除术后膀胱阴道瘘的膀胱镜检查所见；B. 探针穿过瘘管

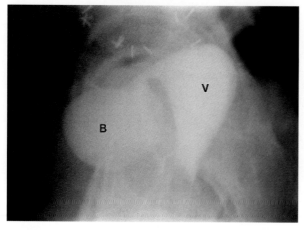
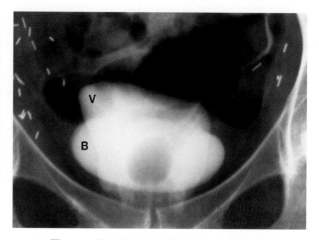

▲ 图 6-6 矢状位排泄性膀胱尿道造影显示膀胱阴道瘘

B. 膀胱；V. 阴道（引自 Dunnick R, Sandler C, Newhouse J. *Textbook of Uroradiology*. 5th ed. Philadelphia, PA: Wolters Kluwer; 2012.）

▲ 图 6-7 前后位膀胱尿道造影显示膀胱阴道瘘

B. 膀胱；V. 阴道（引自 Dunnick R, Sandler C, Newhouse J. *Textbook of Uroradiology*. Philadelphia, PA: Wolters Kluwer; 2012.）

的首选影像检查。
- CT 排泄性尿路造影（CTU）
  - 诊断输尿管阴道瘘的首选影像学检查方式。
- 子宫造影 / 盐水子宫超声造影
  - 如果怀疑腹腔和子宫之间有瘘管，这种技术可以帮助鉴别。

三、术前准备

- 准确识别瘘管位置十分重要。
- 修复时机。
  - 一般来说，如果在损伤 72h 内发现的瘘管，可以尝试立即修复。对于损伤后数日出现的瘘管，特别是分娩后发生的瘘管，通常延迟几个月待炎症消退后再行修复。
  - 对于术后瘘，根据瘘的特点和组织状态，可以考虑前 3 个月内修复。
  - 对于有活动性感染的女性，应当延迟修复至感染消退后。
  - 如果是异物导致瘘管，在闭合瘘管之前，必须去除异物，如网片、子宫托或永久缝合线等。
  - 对于膀胱子宫瘘或膀胱宫颈瘘，如果在产后早期发现，建议至少等待 3 个月子宫复旧后再修复缺损。

四、手术治疗

- 目前针对泌尿生殖瘘的理想手术修复方法尚无一致意见。修复瘘管的重要原则是进行无张力，严密的闭合，且在第一次尝试修复时应当选择最优的手术路径。可以通过阴道评估的瘘管（尿道阴道瘘和多数膀胱阴道瘘）首选阴式路径手术；而对于无阴道脱垂的高位膀胱阴道瘘、一部分子宫阴道瘘和输尿管阴道瘘可选择经腹路径手术。

（一）体位

- 与多数妇科手术一样，泌尿生殖瘘修补术的患者多采取膀胱截石位。即便经腹手术，保留会阴路径也是必要的。
- 各种类型的截石位腿架可确保患者的安全和舒适，最大限度地降低围术期相关神经损伤的风险（图 6-8）。
- 腹腔镜手术
  - 患者应当取膀胱截石位，保证充分的会阴通道。
  - 手臂应当收起方便手术操作。

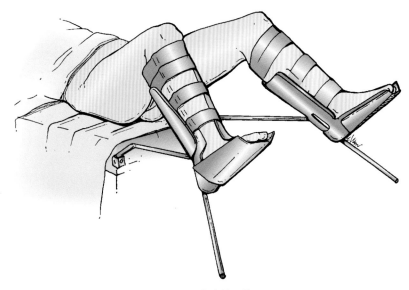

▲ 图 6-8　膀胱截石位

引自 Jones HW, Rock JA. *Te Linde's Operative Gynecology*. 11th ed. Philadelphia, PA: Wolters Kluwer; 2015.

➢ 术中额外开放一条静脉通道以保证足够的液体通路可能是有益的。

（二）方法

■ 阴式路径适用于多数泌尿生殖瘘手术，一项前瞻性队列研究中，1200 多例女性因产科因素瘘接受修复，95% 的瘘是经阴道修复的。

■ 阴式路径适应证

➢ 膀胱阴道瘘。

➢ 尿道阴道瘘。

➢ 膀胱宫颈瘘。

■ 经腹路径适应证

➢ 瘢痕大或组织缺失。

➢ 生殖道闭锁。

➢ 输尿管受累。

➢ 膀胱子宫瘘。

➢ 伴随腹腔内病变。

■ 输尿管阴道瘘

➢ 对于输尿管阴道瘘，首选经腹路径。这样可以在必要时进行输尿管切开、重建或再植入。

➢ 可以通过开腹或腹腔镜手术。

五、手术步骤与技巧

（一）阴道入路治疗膀胱阴道瘘

■ 该手术可在局部或全身麻醉下进行。

■ 必须充分暴露瘘管，如果入路狭窄限制视野，可以通过会阴切开或阴道内瘢痕组织切除辅助暴露。

■ 自固定式阴道牵开器（如 Scott 牵开器）对暴露最佳术野至关重要（技术图 6-1）。

■ 如果术前未做膀胱镜检查，可在术中同时做膀胱镜检查，以确定瘘与输尿管的关系。如果瘘管靠近输尿管，应放置输尿管导管或支架，以便在修复过程中识别输尿管。

■ 在尿道内放置 Foley 导尿管，在手术室重复亚甲蓝试验，以定位瘘管区域（技术图 6-2）。

■ 可以将探针或儿科 Foley 导尿管置入瘘管中，以识别瘘管通路和边界。如果置入儿科导尿管，也有利于牵引瘘管，使瘘管靠近阴道口（技术图 6-3）。

■ 可以在瘘管的侧面以 3-0 可吸收缝线标记区分瘘的范围。

■ 切除瘘管。如果没有边缘坏死或感染，瘘道并不一定需要切除（技术图 6-4）。

■ 使用剪刀从下方的纤维肌肉组织中将阴道组织

皮瓣剥离。充分横向切除膀胱全层上皮对于确保无张力修复非常重要。

■ 用 2-0 或 3-0 可吸收缝线间断缝合封闭膀胱黏膜。第一层缝线留置，直到所有缝线都已缝合完毕后，再序贯打结。

➢ 逆行膀胱注射亚甲蓝来评估修复的完整性。

➢ 第一层必须是不透水的。

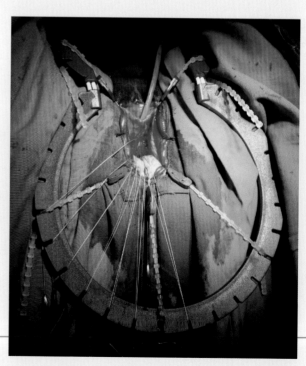

▲ 技术图 6-1　在瘘管手术中使用的自固定式牵开器

这种牵开器有助于暴露术野和便于缝合

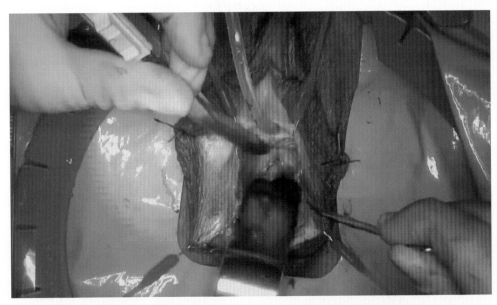

▲ 技术图 6-2　逆行膀胱充盈后，可见膀胱内蓝色液体从阴道内瘘口流出

这种方法通常可在诊室内进行，也可以在手术室重复实施以识别瘘管位置

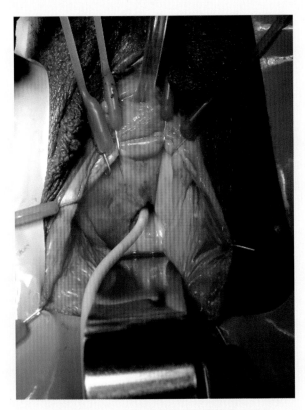

▲ 技术图 6-3　儿科导尿管通过瘘管置入膀胱

儿科导尿管不仅可以识别瘘管开口和瘘道，而且可以牵拉导尿管，使瘘管更接近阴道口

➢ 修复应该是无张力的。

■ 至少需要再加固膀胱的纤维肌肉组织一层。

■ 如果组织出现失活或致密的瘢痕，应取带血管的皮瓣植入肌肉层和阴道上皮之间（参照移植组织切除：Martius 皮瓣或腹膜皮瓣）

■ 关闭先前剥离的阴道组织皮瓣，注意避免重叠缝合。

（二）尿道阴道瘘

■ 方法和手术步骤类似于膀胱阴道瘘的闭合。

■ 如果缺陷很小，可以使用 Foley 导管进行初步修复（技术图 6-5）。

➢ 与膀胱阴道瘘类似，需切开瘘管周围阴道上皮。

➢ 做阴道组织皮瓣，可以通过十字切口或倒 U 形切口。

➢ 3-0 可吸收线缝合 Foley 尿管上方的尿道黏膜，并避免将尿管缝入其内。

➢ 膀胱灌注亚甲蓝以评估完整性。

➢ 第二层缝合纤维肌肉层加固修复。

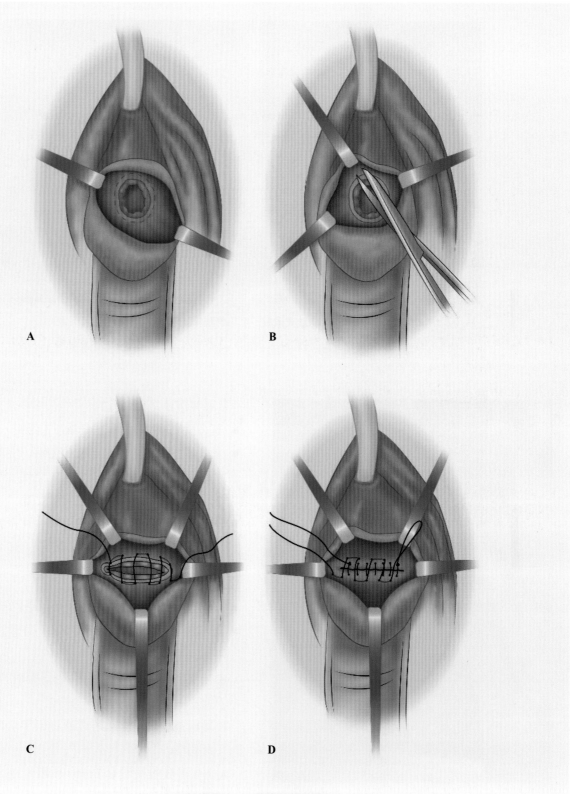

▲ 技术图 6-4　膀胱阴道瘘修补

A. 暴露瘘管；B. 剥离膀胱下方的瘘管周围阴道黏膜；C. 间断缝合关闭瘘管；D. 加固缝合一层

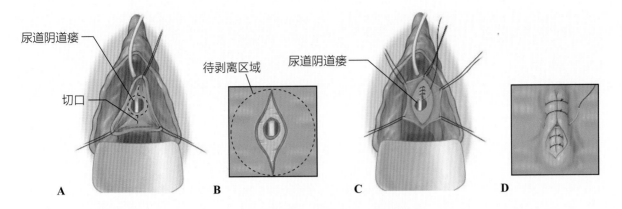

▲ 技术图 6-5 尿道阴道瘘闭合

A. 尿道阴道瘘；B. 从尿道上剥离阴道上皮；C. 放置 Foley 尿管后间断缝合关闭尿道瘘口；D. 第二层加固缝合

> 如果组织比较薄弱或受损，可以使用 Martius 皮瓣来加固。

> 最后缝合阴道上皮皮瓣。

（三）经腹路径修复膀胱阴道瘘

■ 经腹路径适用于不能经阴道途径进入的瘘管，或可能需要输尿管再植入的复杂瘘管。

1. 开放式手术

■ 开腹 O'Conor 膀胱手术是传统的经腹闭合方法。

■ 患者取膀胱截石位（图 6-8）。

■ 腹部和会阴均需消毒，膀胱内放置 Foley 尿管。

■ 可以选择低位正中纵切口或低位横切口，取决于术前预期和先前的手术瘢痕（技术图 6-6）。

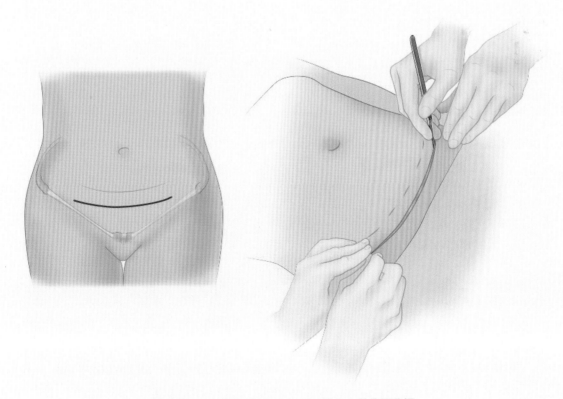

▲ 技术图 6-6 显示了 Pfannensitel 横切口的位置选择

- 这个手术可以在腹膜内或腹膜外进行。如果进入腹腔，应将肠管排开，并使用自动牵开器（技术图 6-7）。

- 沿膀胱前间隙进入，从膀胱前面沿矢状面中间部位切开，直到到达瘘管为止。如果输尿管靠近瘘口，应放置输尿管支架（技术图 6-8）。

- 分离膀胱和阴道，切除瘘管（技术图 6-9）。

- 阴道和膀胱分别用 2-0 或 3-0 可吸收缝线缝合，阴道和膀胱之间可以垫一个血管瓣，通常用大网膜（技术图 6-10 至技术图 6-12）。然后分两

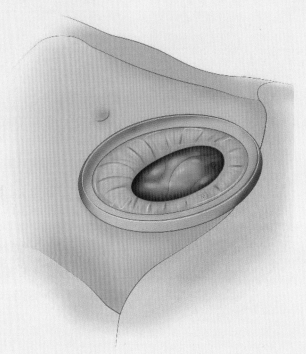

▲ 技术图 6-7　Pfannenstiel 横切口，切口内用一个自动牵开器将肠管排离了手术野

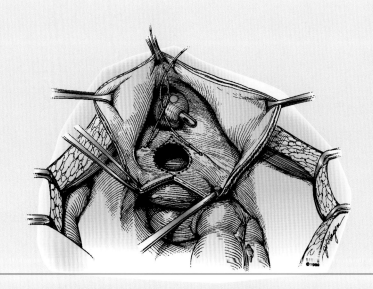

▲ 技术图 6-8　打开膀胱顶部以显示瘘管，可以放置输尿管支架，膀胱切开到瘘管水平位置

引自 Lee RA. *Atlas of Gynecologic Surgery*. Philadelphia, PA: WB Saunders; 1992. Used with permission of Mayo Foundation for Medical Education and Research. 版权所有

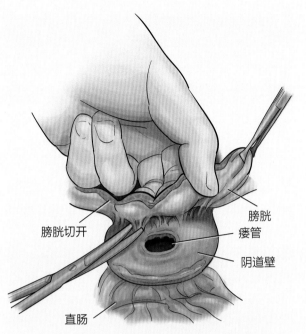

膀胱切开

膀胱

瘘管

阴道壁

直肠

▲ 技术图 6-9　分离膀胱和阴道，切除瘘管

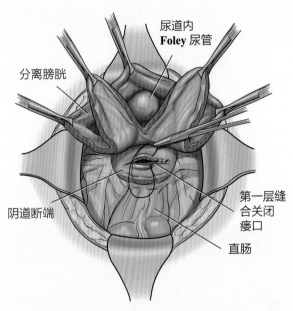

尿道内 **Foley** 尿管

分离膀胱

阴道断端

第一层缝合关闭瘘口

直肠

▲ 技术图 6-10　可吸收线连续缝合阴道瘘口

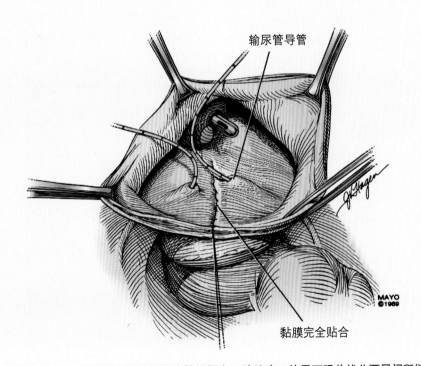

输尿管导管

黏膜完全贴合

▲ 技术图 6-11　此图展示了膀胱面瘘管的闭合。膀胱瘘口使用可吸收线分两层间断缝合

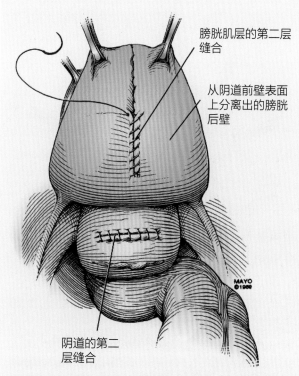

膀胱肌层的第二层缝合

从阴道前壁表面上分离出的膀胱后壁

阴道的第二层缝合

▲ 技术图 6-12　显示了膀胱切口的缝合。膀胱切口采用可吸收缝线分两层缝合。可在膀胱和阴道之间插入组织瓣

引自 Lee RA. *Atlas of Gynecologic Surgery*. Philadelphia, PA: WB Saunders; 1992. Used with permission of Mayo Foundation for Medical Education and Research. 版权所有

层缝合膀胱。

■ 这个术式已经作了多次改动，但基本原则仍然是通过膀胱切口进入瘘管。

　➢ 该技术具有闭合率高、分离范围大、去除瘢痕组织和无张力闭合等优点，必要时还可以进行输尿管再植。尽管有这些优点，但是膀胱大切口的中切术相关并发症已经促使外科医生对此术式改进。

2. 膀胱外入路术式

■ 该术式膀胱切口小，成功率与传统的 O'Conor 术式相似，总体上降低了相关并发症的发病率。

　➢ 此术式避免了中切膀胱。

　➢ 可以在瘘管内置入支架辅助区分瘘道。

　➢ 需明确膀胱腹膜反折的位置，如不易识别，

可充盈膀胱以辅助识别边界。

➢ 阴道内置入扩张器或端 - 端吻合器，为分离提供一个稳定的平面。

➢ 锐性切开瘘道。

➢ 切除瘘道。

➢ 瘘管远端多切开 1~2cm，以完全分离膀胱和阴道。

➢ 膀胱面用 2-0 或 3-0 可吸收线缝合两层，第一层缝合结束后应膀胱内注射亚甲蓝溶液以检查修补的完整性。

➢ 膀胱镜检查双侧输尿管功能正常。

➢ 2-0 可吸收线缝合阴道。

➢ 多数情况下，组织瓣应该插入在两个组织平面之间。

（四）腹腔镜和机器人辅助腹腔镜技术

■ 腹腔镜手术对于经腹修补瘘口来说是一种较优势的微创选择，可以降低探查手术相关的并发症发生率。有膀胱外或经膀胱途径可选择。由于需要在盆腔深处进行大量缝合，机器人辅助腹腔镜可能有更多的优势，与传统腹腔镜相比，可视化程度更高，缝合更容易。

1. 膀胱子宫瘘或膀胱宫颈瘘

■ 这类瘘管倾向于经腹修补，无论开放或腹腔镜手术。

■ 如果阴道入路可以修补膀胱宫颈瘘，这一入路也可行。

■ 患者的术前准备与前面提到的开腹或腹腔镜手术一样。

■ 经腹腔或经膀胱手术均可以接受。

■ 没必要同时做子宫切除术。

■ 一旦有足够的术野，从子宫上小心分离膀胱一直到瘘管末端。

■ 从宫颈上分离膀胱比单纯的分离膀胱阴道瘘更为复杂和薄弱。

■ 应优先注意膀胱瘘管的边缘，因为这通常是最

难确定的。

- 膀胱通常用 2-0 或 3-0 可吸收线缝合两层。
- 修复子宫缺损，使用大网膜或腹膜的血管组织瓣将两层修复组织分开。

2. 血管组织植入

- 虽然许多瘘管可以通过简单、无张力、多层闭合进行修复，但也有一些瘘管仍需要良好血管组织瓣的置入。
- 瘘修补时血管组织瓣的置入适应证
  - ➢ 较复杂。
  - ➢ 继发于肿瘤或放疗。
  - ➢ 上次修复手术失败。
  - ➢ 组织没有活力。
- 经阴入路可选择的组织瓣
  - ➢ Marius 脂肪瓣。
  - ➢ 腹膜瓣。
- 经腹入路可选择的组织瓣
  - ➢ 大网膜。
  - ➢ 腹膜。
  - ➢ 腹直肌。

(1) Marius 脂肪瓣移植

- 这是经阴道入路修复阴道中远端瘘（尿道阴道瘘、膀胱阴道瘘和直肠阴道瘘）手术中一个容易获得的血管化组织。Martius 皮瓣的供血来源于上阴部外动脉和下阴部内动脉，侧方供血来源于闭孔动脉（技术图 6-13）。
- 患者必须有足够的大阴唇脂肪组织。
- 尿道阴道瘘或膀胱阴道瘘的初级闭合如上所述，用传统的瘘管修补术直到阴道上皮闭合为止。
- Martius 移植物来自于右或左大阴唇。选择哪侧应取决于患者的解剖和瘘管的位置（技术图 6-14）。
- 在大阴唇切开 6～8cm，锐性切除球海绵体肌的脂肪垫，需切到筋膜层。
- 首先结扎和切断阴部外动脉，留下一个宽阔的脂肪瓣基底，且有来自阴部内动脉分支的完整血液供应。

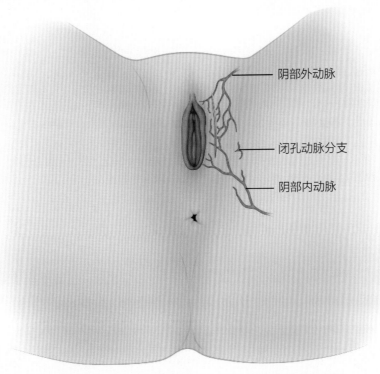

阴部外动脉

闭孔动脉分支

阴部内动脉

▲ 技术图 6-13　**Martius** 移植术切除的大阴唇脂肪瓣血供图

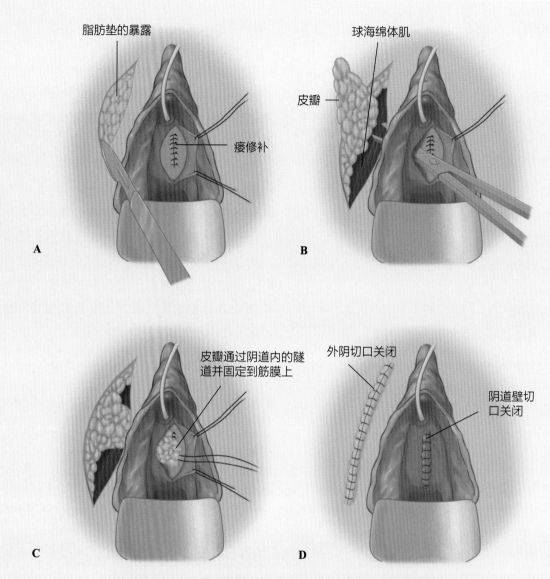

▲ 技术图 6-14 该系列图像描绘了准备和转移 Martius 脂肪垫的手术方法

A. 显示了大阴唇切口；B. 显示了脂肪垫的切除和分离。切除部分需带到筋膜。根据分离的容易程度和瘘管的位置决定转移皮瓣的腹侧还是背侧部分。在此图示中，转移了皮瓣的背侧，因此，阴部内动脉被结扎并横断。皮瓣保留了来自阴部外动脉的血液供应；C. 显示皮瓣通过阴道内的隧道转移，将移植物穿过该通道并连接到缝线上。此处缝线应预先缝合于尿道或膀胱周围覆盖瘘管的组织上；D. 显示了缝合皮瓣上方的阴道上皮

■ 切开阴道壁以便将皮瓣转到阴道中。建立一个隧道以允许皮瓣通过瘘管部位。

■ 在瘘管周围的尿道组织周围保留 2-0 可吸收缝线，并将 Martius 皮瓣连接到这些缝合线上，然后将皮瓣上方缝合阴道上皮。

■ 冲洗并缝合外阴切口。用 2-0 可吸收缝线缝合皮下层，4-0 缝线皮内缝合表皮切口。

(2) 经阴道腹膜瓣

■ 对于位置较高的阴道穹窿膀胱阴道瘘，腹膜可作为血管组织，放置于瘘修复和上皮之间（技术图 6-15）。

■ 瘘管应如上所述进行修复，分离阴道上皮，第一层缝合膀胱黏膜，第二层缝合膀胱周围组织。

■ 锐性分离子宫直肠陷凹腹膜并向前放置于瘘管

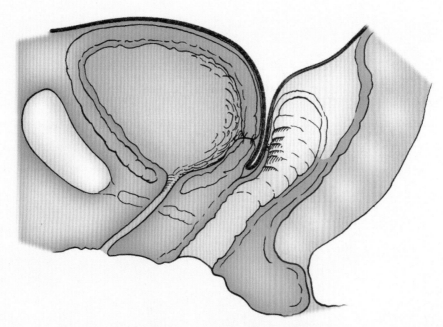

▲ **技术图 6–15**　在阴道和膀胱之间置入腹膜

引自 Raz S, Bregg KJ, Nitti VW, Sussman E. Transvaginal repair of vesicovaginal fistula using a peritoneal flap. *J Urol.* 1993;150: 56–59.

修补部位。

■ 腹膜覆盖足够后，缝合腹膜。

■ 缝合转移瓣上方阴道上皮。

3. 其他类型的血管皮瓣

(1) 经阴道阴唇皮瓣

■ 这些皮瓣在阴道上皮缺失的复杂病例中最适用，需除外先天性阴道闭合。全层皮瓣可以提供血管和组织覆盖。

■ 如 Eilber 等所述，通过从修复区域到阴唇外缘进行 U 形切口来创建这个皮瓣。

■ 旋转皮瓣以覆盖瘘管。

■ 阴道上皮不需要覆盖在这个皮瓣上。

■ 当缺乏有血供的阴道上皮时，这种皮瓣特别有用。

(2) 经阴道臀肌皮瓣

■ 这是一个厚度足够的带蒂皮瓣，可以提供血管和组织覆盖，在阴道狭窄、挛缩或广泛瘢痕的病例中可以考虑使用。

(3) 经腹网膜皮瓣

■ 如果有可能，网膜是瘘管修复中填充瓣的理想来源（技术图 6–16）。

■ 通常需要分离大网膜将其带到盆腔。

➤ 分离的要点

● 必须保留网膜的血液供应。它来自胃大弯部的胃网膜动脉，在分离过程中必须仔细识别。

● 必须注意不要对网膜有任何牵拉力。

● 腹部纵切口可以比低位横切口更容易分离网膜。

➤ 在分离之前，应确定以无张力方式到达盆腔所需的网膜长度。

➤ 分离可以从肝曲处的右侧开始，或者从较大曲度的左侧开始。

➤ 必须小心结扎血管襻，也可以通过缝线结扎或使用高能量的电凝装置。

➤ 一旦网膜被分离，它就可以向下移动到盆腔以覆盖修复部位。

(4) 经腹腹膜瓣

■ 腹膜瓣特别适用于网膜瓣不可行的情况。

■ 腹膜可取自附近的腹膜，如覆盖膀胱顶的腹膜，两侧盆壁腹膜或前腹壁腹膜。

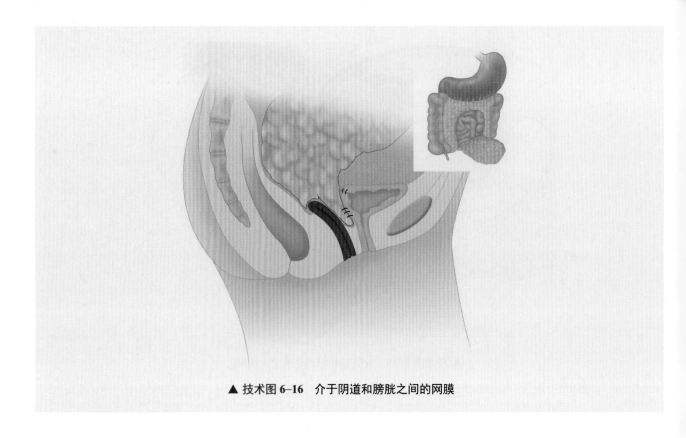

▲ 技术图 6-16　介于阴道和膀胱之间的网膜

六、经验与教训

（一）保守治疗

○ 留置尿管持续膀胱引流可使 10%～20% 的小的、简单的膀胱阴道瘘（VVF）闭合，此方法可以尝试 6～12 周。对于输尿管阴道瘘，应该尝试留置 6～8 周输尿管支架，可以使 60%～70% 的输尿管阴道瘘闭合。

（二）手术时机

○ 当组织没有炎症和硬结时，应进行手术修复。如果瘘管在其发生的最初 72h 内被发现，则立即进行手术修复。如果存在感染，应该等到感染清除后再进行手术修复。

（三）手术路径

○ 虽然阴道入路是修复大多数瘘的理想途径，但最好的手术途径其实是外科医生在第一次尝试修复瘘时最有把握的路径。瘘修复最重要的方面是采用密封的无张力修复。

（四）使用带血管蒂的移植物

○ 当瘘管继发于放疗、复杂瘘、复发瘘或组织活力差时，应考虑血管组织移植物。可以使用的移植物包括 Martius 阴唇皮瓣，全层皮瓣移植物，网膜或腹膜。

（五）术后护理

○ 术后留置 2～3 周尿管，在移除尿管之前应评估瘘管的完整性。

七、术后护理

- 术后护理常规与其他良性妇科手术后常规相似。

（一）抗生素

- 推荐：术中预防性使用抗生素已被证明对泌尿生殖瘘管修复有益，为 I 级证据。
- 常用：术后预防抗生素的持续时间尚未达成共识。
  - 有限的数据表明术后抗生素可降低患者至少术后 24h 内的菌尿、脓尿、术后病率和革兰阴性菌株的发生率。
  - 在留置尿管期间应考虑每日预防性应用抗生素。
  - 抗生素选择应涵盖革兰阴性和革兰阳性菌；但是，没有建议使用的抗生素类型或剂量。

（二）抗胆碱能药物

- 偶尔使用：抗胆碱能药物有时有助于治疗顽固的膀胱痉挛。

（三）连续膀胱引流

- 推荐和要求：术后持续膀胱引流是成功进行瘘管修复的必要条件，通常尿管留置 2～3 周。在一项回顾性研究中，比较尿管放置 10d、12d 或 14d，发现对瘘管修复口愈合无显著性差异。我们通常建议至少连续 14d 进行膀胱引流，如果患者出现伤口愈合相关并发症，则应延长留置时间。
- 常用：耻骨上导管可与经尿道导管结合使用或代替经尿道导管使用。
  - 与经尿道导管相比，患者可能会更舒适，更易于护理。
  - 如果需要额外的膀胱冲洗，有两个膀胱引流管可能会有所帮助。
  - 尿道阴道瘘应始终使用经尿道导管，使用硅胶 Foley 导管通常对于长时间引流更加舒适，并且光滑的硅树脂外涂层可以减少钙质沉积。
- 随访评估修复完整性并移除尿管。
  - 膀胱阴道或尿道阴道瘘

- 建议：在尿管拔除前应评估修复完整性。
- 通常
  - 可以通过尿道导管进行修复的逆行染色试验，并且最容易进行。
  - 还可以进行膀胱尿道造影。
  - 使用耻骨上导管，可以移除尿道导管并进行耻骨上膀胱造影。
- 输尿管阴道瘘
  - 建议：应在放置支架后 6～8 周进行输尿管完整性评估。
  - 通常
    - 在移除支架之前可以行 CT 尿路造影。

八、预后

（一）经阴道瘘修补术

第一次手术成功闭合的比例最高，成功率在 80%～97%。

（二）开腹经阴道膀胱阴道瘘修复

- O'Conor 开放式手术的成功率为 65%～100%。
- 在已发表的研究中，成功率的范围较大说明了复杂程度的不同和先前的手术修复尝试不同。

（三）腹腔镜和机器人辅助膀胱阴道瘘修复术

- 在传统腹腔镜，单孔腹腔镜和机器人辅助腹腔镜瘘管修复的病例报告中有类似的成功率，范围为 86%～100%。
- 包括经膀胱和膀胱外途径。
- 随着腹腔镜手术的进展，我们预计这种手术方式的使用将继续增加。

九、并发症

（一）术中并发症

- 出血。
- 输尿管损伤。
  - 置入输尿管支架有助于防止在修复过程中对输尿管的损伤。
  - 如果存在任何输尿管损伤，可以使用静脉内注射亚甲蓝或荧光素钠，行膀胱镜检查来评估输尿管功能。

（二）早期术后并发症

- 阴道出血。
- 膀胱痉挛。
- 感染。
- 尿管异常。
  - ➢ 必须特别注意确保持续的膀胱引流，如果尿管堵塞尿潴留，则修复失败的概率会急剧增加。
  - ➢ 部分医生会留下耻骨上导管和尿道导管，以确保足够的引流。
  - ➢ 如果尿管在术后出现堵塞，则教会患者或护士如何冲洗尿管变得非常重要。

（三）晚期并发症

- 尿失禁。
  - ➢ 修复术后尿失禁是瘘管闭合后的常见问题，特别是当尿道闭合口附近修复时。成功闭合瘘管的女性中有10%～55%患有尿失禁，这是由于瘘管的创伤造成的。
  - ➢ 瘘管修复后尿失禁的危险因素包括膀胱颈的缺失和瘘管累及近端尿道。
  - ➢ 目前治疗修复术后尿失禁的方法包括尿道填充剂，尿道固定术和尿道下方吊带（筋膜，生物补片或合成补片）悬吊术。

- ➢ 为了避免在先前受损的尿道下放置尿道下吊带引起的瘘管复发的风险，一些人建议将血管组织瓣或生物移植物填充于先前的修复与吊带之间。
- ➢ 治疗瘘管修复术后尿失禁的最佳方法应根据个体情况而定。有别于传统的尿失禁，这些女性的组织完整性经常受损，有多发瘢痕、缺乏血供，从而导致尿道无功能或闭合功能障碍。自体组织近端尿道吊带比合成材料有更好的耐受性。缺乏随机对照试验和长期随访数据。

- 瘘复发。
- 持续无功能阴道。
  - ➢ 成功的瘘管闭合不一定能恢复正常的阴道功能。
  - ➢ 这些患者的术后性功能尚未得到广泛研究。在许多患有产科瘘的患者中，在瘘管修复时产生的瘢痕和坏死引起的阴道闭锁妨碍了阴道长度的保留。Elkins 报道，在瘘管大小超过4cm后，有50%的阴道闭锁率。
  - ➢ 在发达国家，瘘管多发生于顶端且较小，并且通常在大范围阴道损伤之前被发现，得以保留正常的阴道功能。
  - ➢ 在最近美国一项前瞻性研究中，通过问卷调查评估泌尿生殖道瘘患者的性功能，在修复术后性功能有显著提升，并且经阴或经腹手术无显著性差异。

参考文献

[1] Bai SW, Huh EH, Jung DJ, et al. Urinary tract injuries during pelvic surgery: incidence rates and predisposing factors. *Int Urogynecol J Pelvic Floor Dysfunct*. 2006;17:360–364.

[2] Bengtson AM, Kopp D, Tang JH, Chipungu E, Moyo M, Wilkinson J. Identifying patients with vesicovaginal fistula at high risk of urinary incontinence after surgery. *Obstet Gynecol*. 2016;128(5):945–953.

[3] Chen SS, Yang SH, Yang JM, Huang WC. Transvaginal repair of ureterovaginal fistula by Latzko technique. *Int Urogynecol J Pelvic Floor Dysfunct*. 2013;18(11):1381–1383.

[4] Eilber KS, Kavaler E, Rodriguez LV, Rosenblum N, Raz S. Ten-year experience with transvaginal vesicovaginal fistula repair using tissue interposition. *J Urol*. 2003;169:1033–1036.

[5] Frajzngier V, Ruminjo J, Asiimwe F, et al. Factors influencing choice of surgical route of repair of genitourinary fistula, and the influence of route of repair on surgical outcomes: findings from a prospective cohort study. *BJOG*. 2012;119:1344–1353.

[6] Goel A, Goel S. Re: Pshak et al: Is tissue interposition always necessary in transvaginal repair of benign, recurrent vesicovaginal fistulae? Urology (2013;82:707–712). *Urology*. 2014;83(1):257.

[7] Hilton P. Urogenital fistula in the UK: a personal case series managed over 25 years. *BJU Int*. 2012;110:102–110.

[8] Irvin W, Anderson W, Taylor P, Rice L. Minimizing the risk for neurologic injury in gynecologic surgery. *Obstet Gynecol*. 2004;103(2):374–382.

[9] Nardos R, Browning A, Member B. Duration of bladder catheterization after surgery for obstetric fistula. *Int J Gynaecol Obstet*. 2008;103(e1):30–32.

[10] Wall LL, Arrowsmith SD. The "continence gap": a critical concept in obstetric fistula repair. *Int Urogynecol J Pelvic Floor Dysfunct*. 2007;18: 843–844.

直肠阴道瘘及会阴裂伤
Rectovaginal Fistula and Perineal Lacerations

第
7
章

Erin M. Mellano　著

贺豪杰　译

妇科手术技巧：泌尿妇科学

Operative Techniques in
Gynecologic Surgery:
Urogynecology

一、总体原则

（一）定义

- 直肠阴道瘘（RVF，rectovaginal fistula）指肠道及阴道贯通（图7-1）。描述瘘的术语如下。
  - ➤ 直肠阴道瘘在齿状线以上。
  - ➤ 肛门阴道瘘（AVF，anovaginal fistula）发生在齿状线以下。
  - ➤ 肛瘘即肛管上皮表面与会阴皮肤相交通（图7-2）。
  - ➤ 结肠阴道瘘发生在直肠以上累及结肠。
- 有多种分类系统，但均未达成共识。总的来说，这些分类系统是基于位置（低、中、高位）、复杂度及病因学而定。
- RVF常为产伤引起。在发展中国家，RVF最常与梗阻性分娩造成直肠阴道隔坏死、组织损伤相关。在发达国家，产科RVF形成主要由于阴道分娩时会阴裂伤或会阴切开延裂引起。分娩后虽然立即修复这些伤口，但不完全修复、修补失败及感染等原因造成瘘的发生。其他病因

包括手术并发症、肠道炎症、感染（如直肠周围脓肿）、先天畸形、放射性损伤、外伤、肿瘤。脱垂修复过程中经阴道阴道直肠网片放置是造成直肠阴道瘘的一类现代新病因。

- 会阴裂伤分类主要基于裂伤深度及组织损害程度（图7-3）[1]。
  - ➤ Ⅰ度裂伤：皮肤及皮下组织损伤，但会阴肌肉完整。
  - ➤ Ⅱ度裂伤：裂伤延伸至会阴体的筋膜及肌肉，但肛门括约肌复合体完整。
  - ➤ Ⅲ度裂伤：裂伤延伸累及肛门括约肌，但未达直肠黏膜。
    - 3a：＜50%的肛门外括约肌（external anal sphincter，EAS）裂伤。
    - 3b：＞50% EAS裂伤。
    - 3c：全部EAS及肛门内括约肌（internal anal sphincter，IAS）裂伤。
  - ➤ Ⅳ度裂伤：裂伤延至全层，贯穿外阴结构、肛门括约肌及直肠黏膜。
- 由于绝大多数会阴裂伤发生在分娩时，所以此分类主要根据产科损伤评估。会阴裂伤的危险

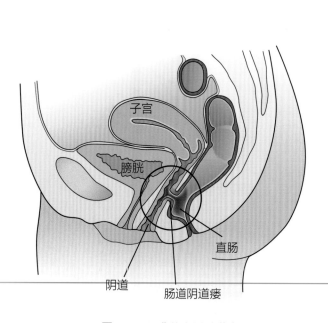

▲ 图7-1 经典的直肠阴道瘘

引自 Taylor C, Lillis C, Lynn P. *Fundamentals of Nursing*. 8th ed. Philadelphia, PA: Wolters Kluwer; 2014.

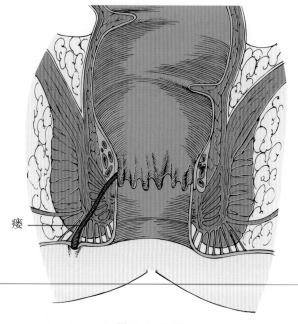

▲ 图7-2 肛瘘

引自 Weber J, Kelley J. *Health Assessment in Nursing*. 2nd ed. Philadelphia, PA: Lippincott Williams & Wilkins; 2003.

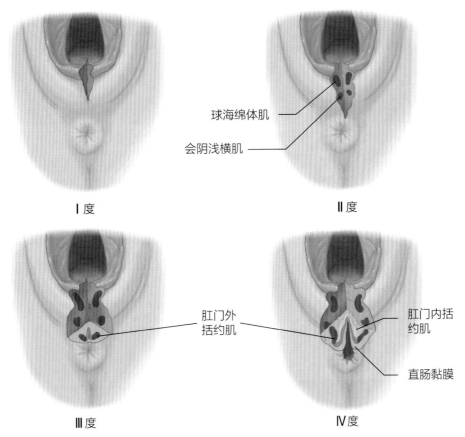

▲ 图 7-3 会阴裂伤分类

因素包括大胎儿体重、急产、手术产、初产妇及会阴切开术。会阴裂伤也可能继发于穿通伤或钝性创伤，包括骑跨伤。

（二）体格检查

- 盆腔检查：见表 5-1。
- 应行会阴外部检查，主要检查瘢痕及损伤部位。阴道窥器检查仔细检查以发现阴道壁瘘造成的小的针尖样隐窝或大的凹陷、局部的肉芽组织增生或粪便污染。
- 应行直肠阴道指检以评估
  - ➢ 组织硬结。
  - ➢ 肛门括约肌完整性。
  - ➢ 粪便自阴道的隐窝或瘢痕中通过。
- 如果括约肌的完整性不确定，应由经直肠超声明确。直肠外括约肌及内括约肌解剖均可由影像学评估（图 7-4）。
- 肛镜可用于直视肛管管腔的完整性。

- 如果瘘的诊断不易确定，可以通过以下非住院检查来协助诊断
  - ➢ 阴道内放置棉塞，亚甲蓝溶液灌入直肠，保持 30～60min。如棉塞被蓝染证实有阴道直肠瘘。
  - ➢ 阴道内灌注温肥皂水，用直肠镜向直肠内充气，如果阴道内有气泡将证实有 RVF[2]。
- 探针探入瘘管将有助于确定瘘管位置。但这一检查通常引起疼痛，最好在麻醉下进行（图 7-5）。

（三）鉴别诊断

- RVF 的鉴别诊断
  - ➢ 经肛门粪失禁。
    - ● 肛门括约肌缺损。
    - ● 肛门括约肌神经疾病。
    - ● 潜在疾病状态。
  - ➢ 直肠周围脓肿引流。
  - ➢ 小肠阴道瘘。

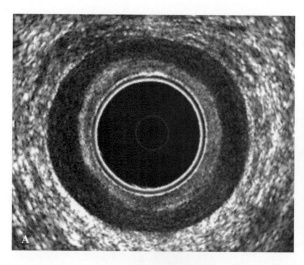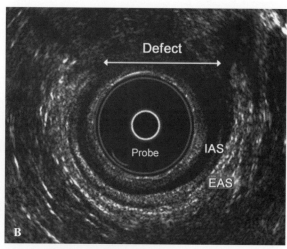

▲ 图 7-4　肛门内超声显示肛门括约肌超微结构

A. 完整的肛门外括约肌（强回声环）及完整的肛门内括约肌（低回声环）；B. 肛门外括约肌 10 点—2 点部位缺损；EAS，肛门外括约肌；IAS，肛门内括约肌（图 B 经 Justin A. Maykel, MD 授权．引自 Jones HW, Rock JA, eds. *Te Linde's Operative Gynecology*. 11th ed. Philadelphia, PA:Wolters Kluwer; 2015. ）

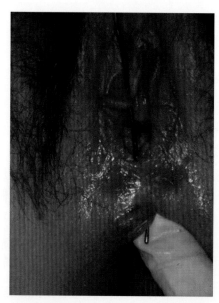

▲ 图 7-5　以手指在肛门作指示，经阴道放置探针穿过瘘管来检查直肠阴道瘘

引自 Gibbs RS, Karlan BY, Haney AF, Nygaard IE. *Danforth's Obstetrics and Gynecology*. 10th ed.Philadelphia, PA: Wolters Kluwer; 2008.

（四）非手术治疗

■ 患者可能仅靠保守治疗而起效，保守治疗通过饮食及控制大便来防止腹泻。

■ 高达 50% 的小的产科瘘可在产后 6～9 个月自愈。

■ 挂线法可用于等待外科修复手术前促进愈合。挂线可以用丝线、缝线、橡胶或其他医用缝线（图 7-6 ）。

　➤ 引流挂线可用于外科修复手术前帮助消除感染。

　➤ 切割挂线是除外科修复手术外，治疗小的肛瘘的一种方法。

■ 会阴裂伤通常需要手术修复。

■ 如果粪失禁的原因与瘘无关，盆底物理治疗及生物反馈等保守治疗有效。

二、影像学检查与其他诊断方法

■ 当体格检查无法明确瘘或瘘口位置时需要用其他诊断方法评估。

■ 以下现代影像技术有助于确定直肠瘘道。

　➤ 直肠内或经阴道超声。

　　● 可能需要加入过氧化氢来增强瘘管显示。

　➤ 直肠造影 CT。

　　● 在肛周脓肿及感染评估中帮助最大。

　　● 肛周瘘诊断中作用小。

　➤ 磁共振显像。

　　● 对软组织异常高度敏感。

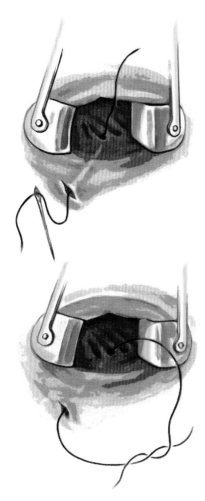

▲ 图 7-6　松的挂线用于等待手术期间的感染引流

引自 Wexner SD,Fleshman JW. *Colon and Rectal Surgery: Anorectal Operations*. Philadelphia, PA: Wolters Kluwer; 2011.

- ● 对诊断肛门直肠瘘有用。
- ■ 其他造影检查
  - ➤ 瘘造影是在瘘管开口处置入导管，注入放射显影剂后放射显影，是一种传统的评估瘘管的造影方法。但由于患者的不适、担心细菌扩散及准确度不可靠，其应用受到限制。
- ■ 阴道造影是另一种可用于识别瘘管的传统的放射显影方法。这一技术最好用于结肠阴道瘘及小肠阴道瘘，但其敏感性相对较低。
  - ➤ Foley 尿管常用于放置在阴道内，球囊扩张以封堵阴道口。
  - ➤ 通过尿管向阴道内注入造影剂。

- ➤ X 线识别瘘管。
- ■ 麻醉下检查或麻醉下直肠镜检查仍然是评估是否存在 RVF 及其程度的确定方法。

三、术前准备

- ■ 对 RVF 患者，需考虑以下几个方面。
  - ➤ 瘘的大小及其与肛门括约肌的关系。
  - ➤ 组织完整性及愈合阶段。如存在感染、硬结或严重炎症时应推迟修复。
  - ➤ 如果感染存在，患者应给予广谱抗生素，并推迟手术直至创面清洁。最好给予低渣饮食以减少排便次数。
  - ➤ 肛门括约肌的完整性应通过超声评估。产科 RVF 通常伴有肛门括约肌损伤。
  - ➤ 如可疑肠道炎性疾病应行结肠镜检查。
  - ➤ 如果可疑肿物，应在瘘修补前行活检术。
  - ➤ 对于曾行辅助放疗的患者，在瘘修补前也应行活检术以除外恶性肿瘤复发。
  - ➤ 可以经阴道或经肛门途径修复瘘。如有肛门括约肌损伤，应同时进行肛门括约肌修复。
  - ➤ 术前须行严格肠道准备以减少在修补过程中及术后短期内排便污染。至少术前 48h 开始肠道清洁，并且患者应在术前 24h 进流食。术前清洁灌肠充分排空直肠。
  - ➤ 对于复杂的、复发的或继发感染的高通量瘘，可行襻式结肠双腔造瘘或回肠造瘘以解决感染问题。瘘经手术修复后，造瘘可行还纳。
- ■ 对会阴裂伤患者需考虑以下几个方面。
  - ➤ 裂伤是急性的、慢性的、还是伤口裂开造成的。
  - ➤ 对于急性Ⅲ度或Ⅳ度裂伤，应给予单次广谱抗生素。
  - ➤ 对于裂伤修复失败及感染患者，应给予广谱抗生素，并待感染清除，组织恢复健康再尝试修复。即使没有感染，在尝试第二次缝合前，应清除坏死组织直至新鲜肉芽覆盖创面再行修补。

四、手术治疗

- 绝大多数 RVF 及会阴裂伤通过手术处理。
- 所有操作均应在可容纳外科医师及其助手的足够大空间的房间内进行。

（一）体位

- 和其他妇科手术一样，这一操作通常在膀胱截石位下进行（见第 5 章，技术图 5-18）。
  - ➤ 多种截石位脚蹬可确保患者安全、舒适，减少相关损伤风险。
  - ➤ 如需要可不束缚上肢以便麻醉医师及护士建立静脉通路。

（二）方法

- 直肠阴道瘘的手术操作应着重关注瘘的解剖位置及其与肛门括约肌的关系。
  - ➤ 如肛门括约肌完整，仅行单纯瘘修补术。
  - ➤ 如肛门括约肌损伤应行肛门括约肌修补成形。

1. 无肛门括约肌成形的经阴道瘘修复

- 这是传统的妇科瘘修复手术。
- 患者取膀胱截石位以便行会阴及阴道操作。
- 应充分暴露瘘管。用细针（如泪管针）置入瘘管以更好指示。
- 第一步将瘘管从阴道侧游离，在瘘管开口取一环形切口，可在瘘管周围留出 2～3mm 上皮边缘。
- 需要自直肠下层游离足够的阴道黏膜，并充分游离瘘管周围直肠前筋膜以助于瘘的无张力修复（图 7-7）。
- 切除全层瘘管。
- 而后可用 3-0 或 4-0 延迟吸收缝线间断缝合直肠黏膜。
- 第二层用同样缝线加强周围肌层。
- 用 2-0 延迟吸收缝线对直肠周围筋膜进行第三层缝合。
- 如需要，可在直肠阴道间填充带血管的脂肪皮瓣（见第 6 章，技术图 6-13）[3]。

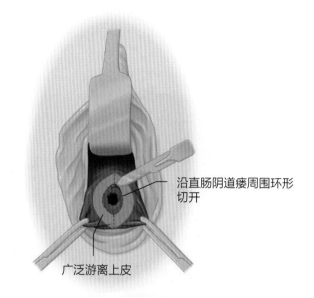

沿直肠阴道瘘周围环形切开

广泛游离上皮

▲ 图 7-7 沿瘘管周围环形切开阴道上皮

- 之后以 3-0 延迟吸收缝线缝合阴道黏膜。

2. 同时行肛门括约肌成形的瘘修补术

- 先行会阴体横行切开，向头侧游离阴道黏膜，并辨认肛门括约肌，切口延至瘘管区域以上水平。
- 暴露直肠黏膜损伤，切除瘘边缘，暴露新鲜直肠黏膜组织，用 3-0 或 4-0 延迟吸收缝线关闭直肠黏膜。
- 肛门内括约肌可用 2-0 或 3-0 延迟吸收缝线连续缝合修复（图 7-8）。
- 肛门外括约肌成形可有两种缝合方法，两种方法均可用 2-0 延迟吸收缝线如聚乳酸 910 或更长延迟吸收缝线 PDS 线缝合。
  - ➤ 端-端缝合成形：12 点钟、3 点钟、6 点钟、9 点钟位置间断缝合。
  - ➤ 重叠缝合成形：2～3 针褥式缝合（图 7-9）。
- 随机对照试验表明肛门外括约肌端-端缝合及重叠缝合长期结局无明显差异。

3. 经会阴入路

- 治疗瘘的正确入路应在肛门括约肌上方。
- 应在括约肌以上的会阴体部位行横切口。
- 在瘘管的头侧及两旁分离直肠前壁及阴道后壁。

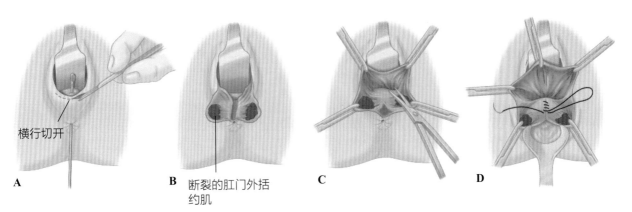

▲ 图 7-8　A-B. 以探针明确瘘管，纵行切开会阴体并延伸至瘘管；C. 分离阴道及直肠；D. 剪除瘘管，使黏膜边缘新鲜，直肠黏膜用 3-0 或 4-0 延迟吸收缝线连续缝合

引自 James L. Breen, MD, Caterina A. Gregori, MD. In: Corman MC, Nicholls RJ, Fazio VW, Bergamaschi R, eds. *Corman's Colon and Rectal Surgery*. 6th ed. Philadelphia, PA: Wolters Kluwer; 2012.

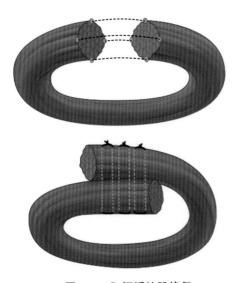

▲ 图 7-9　肛门括约肌修复

上 . 端 - 端缝合；下 . 重叠缝合

- 应剪除瘘管周围的瘢痕组织及坏死组织。
- 直肠黏膜缺损以 3-0 或 4-0 延迟可吸收缝线间断无张力缝合，小心对合组织。
- 直肠壁可横行或纵行关闭。
- 直肠肌层应以 2-0 延迟可吸收缝线间断缝合以加强修复力量。
- 耻骨直肠肌应近乎在中线水平。
- 阴道上皮以 2-0 或 3-0 延迟可吸收缝线连续缝合。
- 处理皮下组织及会阴体皮肤与前相似。

- 4-0 延迟可吸收缝线关闭会阴皮肤。可皮内缝合或间断褥式缝合。

4. 植入新生血管组织瓣

- 若意识到可能愈合不良，植入新生血管皮瓣将有所裨益，如以下情况。
  - 复杂瘘。
  - 放射性瘘。
  - 前期瘘修复失败。
  - 组织活性差或血管减少。
- Martius 或脂肪垫移植。
  - 对于远端或阴道中段瘘较容易获得带有血管的组织。脂肪垫的血供可由上方的阴部外动脉和下方的阴部内动脉提供，两侧的血供可取自闭孔动脉（图 7-10）。
  - 患者必须有充足的阴唇脂肪才能采取此种方式。
  - 直肠阴道瘘（RVF）的主要关闭步骤如上所示：利用传统瘘修复术直至阴道上皮的关闭。
  - Martius（脂肪垫）皮瓣由右侧或左侧大阴唇获得。具体选择哪一侧根据患者的解剖及瘘的具体位置。
  - 大阴唇表面取 6～8cm 切口，锐性切开游离球海绵体脂肪垫。切开深度达筋膜层（图 7-11）。
  - 在上方结扎横断阴部外动脉，保留一个宽的

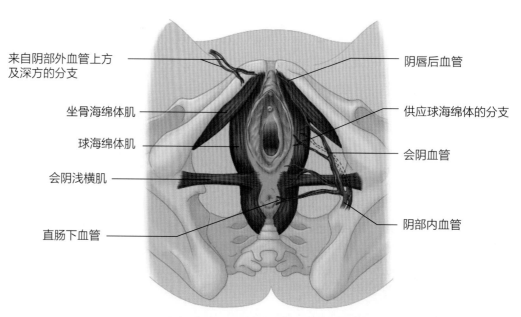

▲ 图 7-10　Martius 转移皮瓣脂肪组织的血供背侧来源于阴部内动脉及腹侧来源于阴部外动脉

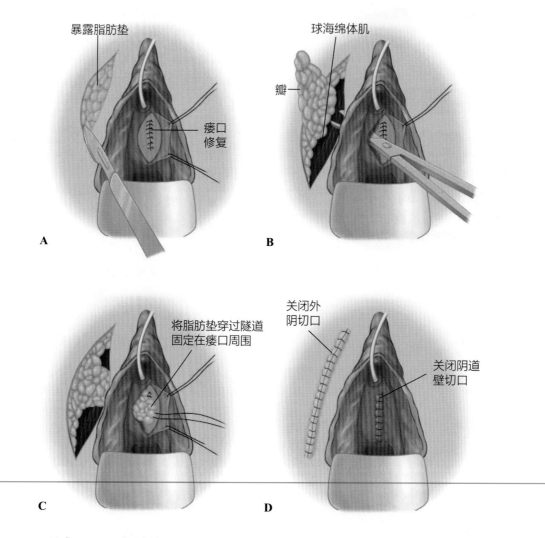

▲ 图 7-11　A. 形成 Martius 脂肪瓣首先在大阴唇行纵行切口；B. 游离阴唇脂肪组织、结扎相应的阴部血管供应；
C. 将脂肪瓣转移固定在修复的瘘口表面；D. 关闭创面

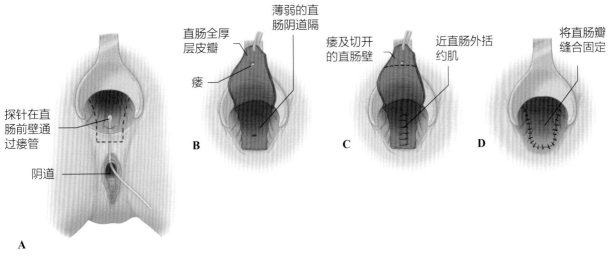

▲ 图 7-12　用处理好的直肠壁行经肛门路径的阴道直肠瘘修补

A. 患者取俯卧位；B. 从齿状线开始向头侧行 U 形切口，将直肠壁从括约肌及阴道直肠隔游离，超过瘘水平；C. 重建加强受损的直肠阴道隔及括约肌；D. 游离的直肠壁皮瓣覆盖其上并以缝线间断缝合关闭直肠壁（引自 Michelassi F. Crohn's disease. In: Bell RH Jr, Rikkers LF, Mulholland MW,eds. *Digestive Tract Surgery: A Text and Atlas*. Philadelphia, PA: Lippincott-Raven; 1996:1201.）

脂肪垫，其基底部有完整的阴部内动脉分支的血供。

➤ 切开阴道壁，使皮瓣能转移至阴道。建立隧道，使皮瓣转至瘘口部位。

➤ 将 Martius 瓣叠放在瘘上方的直肠外组织，用 2-0 延迟可吸收缝线固定。

➤ 冲洗关闭会阴切口。皮下层用 2-0 延迟可吸收缝线关闭，上皮用 4-0 缝线连续皮内缝合。

5. 经肛门路径（图 7-12）[4]

■ 这是肛肠外科医生的传统路径。

■ 对于简单瘘可用直肠黏膜瓣修复。

■ 患者取俯卧折刀位。

■ 通过瘘管放置探针指示瘘管位置。

■ 行 U 形切口，范围须涵盖瘘口。

■ 向头侧广泛游离直肠瓣至瘘以上 4～5cm，以保证无张力修复。

■ 肌肉瘘口部分需用长时间可吸收缝线间断缝合 2 层。

■ 直肠瓣远端包含瘘口的部分需切除。

■ 直肠瓣用延长可吸收缝线间断缝合固定。

6. 瘘纤维蛋白胶及瘘管塞

■ 纤维蛋白胶在瘘修复中的作用有限。用于治疗

隐窝肛瘘的成功率为 10%～64%。

■ 瘘管塞可用于小于 1cm 直肠阴道瘘（RVF）。这些生物栓子可从动物源提取（图 7-13）。

7. 会阴裂伤

■ 会阴裂伤的外科修复方法主要取决于病损的时间。

➤ 急性会阴裂伤通常伴有产伤。组织通常水肿并

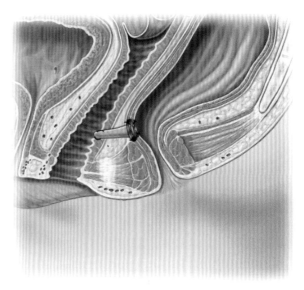

▲ 图 7-13　瘘管塞经直肠固定的矢状面观

引自 Wexner SD, Fleshman JW. *Colon and Rectal Surgery: Anorectal Operations*. Philadelphia, PA:Wolters Kluwer; 2011.

且由于子宫出血而难以暴露。最好等娩出胎盘后再操作。这样可以使视野更清晰，并且消除娩出胎盘时的干扰。确保子宫收缩良好以减少子宫出血对术野的影响，以发现并修复所有的会阴裂伤。应评估裂伤程度以决定修补类型。无论裂伤深度如何，充分的麻醉——硬膜外或局部浸润麻醉对于评估和修补都至关重要。合适的照明和器械亦很重要，因为恰当的手术条件可使患者得到理想的结局。

➤ 会阴伤口裂开愈合不良可出现在修补后 1 周或 2 周。应评估伤口是否感染，如存在感染，需用抗生素。去除感染及糟脆组织直至新鲜健康的粉色肉芽组织爬上伤口表面。一旦糟脆组织去除，感染清除，可在无菌环境下修复伤口。

➤ 慢性或陈旧会阴裂伤修复稍有不同。组织通常不水肿，但瘢痕明显，需找到正常的组织层面以进行良好闭合。

五、手术步骤与技巧

（一）急性产科裂伤修复

1. Ⅰ度及Ⅱ度裂伤

■ 经典修复是以 2-0 或 3-0 延长可吸收缝线连续缝合修复。阴道内从裂伤最头侧开始修补，连续缝合至近处女膜缘。而后向尾侧修复球海绵体肌及会阴横肌。皮内连续缝合关闭皮肤，最后线节打在处女膜缘内。

2. Ⅲ度裂伤

■ 推荐使用单次广谱抗生素

■ 这些封闭都应以辨识肛门括约肌受累的程度为开始。如果在产房难以修补，在手术室修补可能奏效。

■ 如果肛门括约肌完全损伤，肛门内括约肌会向两边牵拉，需要切开游离以重新拉回中线。如果肛门内括约肌损伤，应用 2-0 或 3-0 的延迟吸收线连续缝合修复。

■ 肛门外括约肌分别在 12 点钟、3 点钟、6 点钟、9 点钟用 2-0 延迟吸收缝线间断 8 字缝合。代码 "PISA"（Posterior- 后，Inferior- 下，Superior- 上，Anterior- 前）常用于描述修补肛门外括约肌的缝线位置顺序。

➤ 随机对照试验表明端 - 端缝合及重叠缝合肛门外括约肌的长期结局无差异。

■ 其余步骤见上述Ⅱ度裂伤。

3. Ⅳ度裂伤

■ 与Ⅲ度裂伤类似，推荐使用单次广谱抗生素（技术图 7-1）。

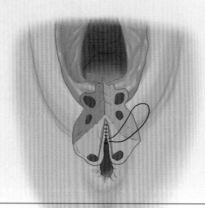 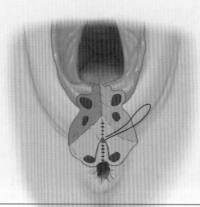

A   B

▲ 技术图 7-1　Ⅳ度裂伤修复最好分层间断缝合

- 这种伤口以累及直肠黏膜为特点。辨清直肠黏膜，以 3-0 或 4-0 延迟可吸收缝线对合黏膜。
- 对合肛门内括约肌的加强缝合也用 3-0 或 4-0 缝线缝合。
- 余下的缝合步骤同上述Ⅲ度裂伤。

（二）会阴伤口裂开的二次缝合

- 在会阴裂伤二次缝合之前必须消除所有感染征象，呈现健康组织边缘。

- 术前给予广谱头孢类抗生素。如果伤口累及肛门括约肌或黏膜，需添加甲硝唑以覆盖厌氧菌。
- 伤口修复同急性裂伤的方法；但间断缝合可能对加强修复的完整性起作用。

（三）慢性会阴裂伤修补

- 患者在局部或全身麻醉后采取膀胱截石位（技术图 7-2）。
- 横行切开直肠黏膜 - 阴道上皮，锐性分离组织。

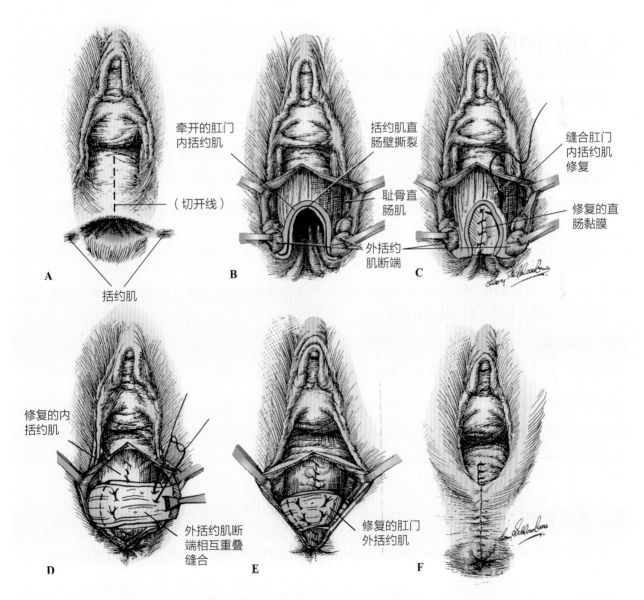

▲ 技术图 7-2　慢性会阴裂伤修复

引自 Jones HW, Rock JA, eds. *Te Linde's Operative Gynecology*. 11th ed. Philadelphia, PA: Wolters Kluwer; 2015.

- 肛门内括约肌缩回两侧，需辨识清楚。一旦发现，用 Allis 钳夹持断端，并充分游离以便牵至中线。切开不应超过 3 点钟及 9 点钟以避免损伤支配肛门的神经。
- 肛门内括约肌是位于直肠黏膜及肛门外括约肌的纤维层。
- 应先用 3-0 或 4-0 延迟可吸收缝线连续对合缝合切开的直肠黏膜。之后通过 3-0 延迟可吸收线连续缝合肛门内括约肌来加强这一层。

- 而后关注点应放在肛门外括约肌上。锐性切开充分游离后，用 2-0 延迟可吸收缝线端 – 端或重叠缝合数列或永久缝线水平褥式缝合。
- 生殖裂孔因缝合耻骨直肠肌而变得狭窄。
- 用 2-0 延迟可吸收缝线间断对合缝合球海绵体肌和会阴横肌。
- 与Ⅰ度或Ⅱ度会阴裂伤相似，用 2-0 或 3-0 延迟可吸收线连续缝合关闭阴道上皮。

六、经验与教训

（一）诊断 RVF

○ 体格检查最为可靠。对于小的瘘口，需要麻醉下进行检查。经肛门超声用于评估肛门括约肌的完整性。

（二）修复时机

○ 应在感染及严重炎症消退后再行修复。如果硬结和炎症局限，也可能进行早期修复。如有疑问，就至条件优化后延期修复。

（三）修复技巧

○ RVF 可经阴道或直肠修复。大多数远端到中段的 RVF 可经阴道入路修复。如果位置邻近括约肌或经阴道不易修复，倾向于经直肠以直肠瓣修复。

（四）会阴裂伤

○ 在诊断过程中，确定损伤程度和是否有括约肌或直肠壁受累至关重要。

（五）修复后会阴护理

○ 恰当的会阴护理，避免便秘和张力，以及会阴卫生对避免切口并发症和伤口裂开至关重要。

七、术后护理

- 所有类型会阴裂伤修复后的会阴护理均相似。
  - ➢ 应软化大便避免便秘。如需要可用药物软化大便。
  - ➢ 用非甾体抗炎药（nonsteroidal antiinflammatory drugs，NSAIDs）镇痛优于麻醉类镇痛药。

NSAIDs 耐受性好，降低炎症反应，不良反应少。
  - ➢ 局麻药可用于降低不适感，但数据表明与安慰剂相比并未改善症状。
  - ➢ 冷加压或冰袋可帮助减轻水肿。
  - ➢ 坐浴也可用于缓解症状。
- 盆底物理康复的时机应慎重考虑。总的来说，任何盆底肌肉训练必须在完全愈合后才能进行。

八、预后

■ 对 RVF 而言，没有肿瘤和肠道炎症相关疾病的患者修复成功结果高于 80%。括约肌损伤者排气及大便失禁率增高。

■ 对产科肛门括约肌裂伤，有效数据显示经过 1 年随访，立即进行重叠缝合与端 – 端缝合外括约肌相比，其便急迫及肛门失禁综合征的发生风险更低。在随访 36 个月时，两种技术排气及大便失禁情况无差异。然而，由于证据仅基于 2 项小的试验，需要更多研究证据来印证或否定这一发现。

九、并发症

■ RVF 修补后并发症总体较低，当合并会阴裂伤时，感染发生率最高。

■ 需要另外手术的复发率在 7%～19%。

■ 死亡率极低。

参 考 文 献

[1] Sultan AH. Obstetric perineal injury and anal incontinence (editorial). *Clin Risk*. 1999;5:193–196.

[2] Lowry AC, Hoexter B. Benign anorectal: Rectovaginal fistulas. In: Steele SR, Hull TL, Read ThE, Saclarides TJ, Senagore AJ, Whitlow CB (Eds), *The ASCRS Textbook of Colon and Rectal Surgery*. New York: Springer;2007:215–227.

[3] Eilber KS, Kavaler E, Rodriguez LV, et al. Ten-year experience with transvaginal vesicovaginal fistula repair using tissue interposition. *J Urol*. 2003;169:1033–1036.

[4] Fernando R, Sultan AH, Kettle C, Thakar R. Methods of repair for obstetric anal sphincter injury. *Cochrane Database Syst Rev*. 2013;(12): CD002866.

[5] Royal College of Obstetricians and Gynaecologists. Green-top guideline no. 29: The management of third- and fourth-degree perineal tears. March 2007. https://www.rcog.org.uk/en/guidelines-research-services/guidelines/gtg29/

[6] Dudding TC, Vaizey CJ, Kamm MA. Obstetric anal sphincter injury: incidence, risk factors, and management. *Ann Surg*. 2008;247:224.

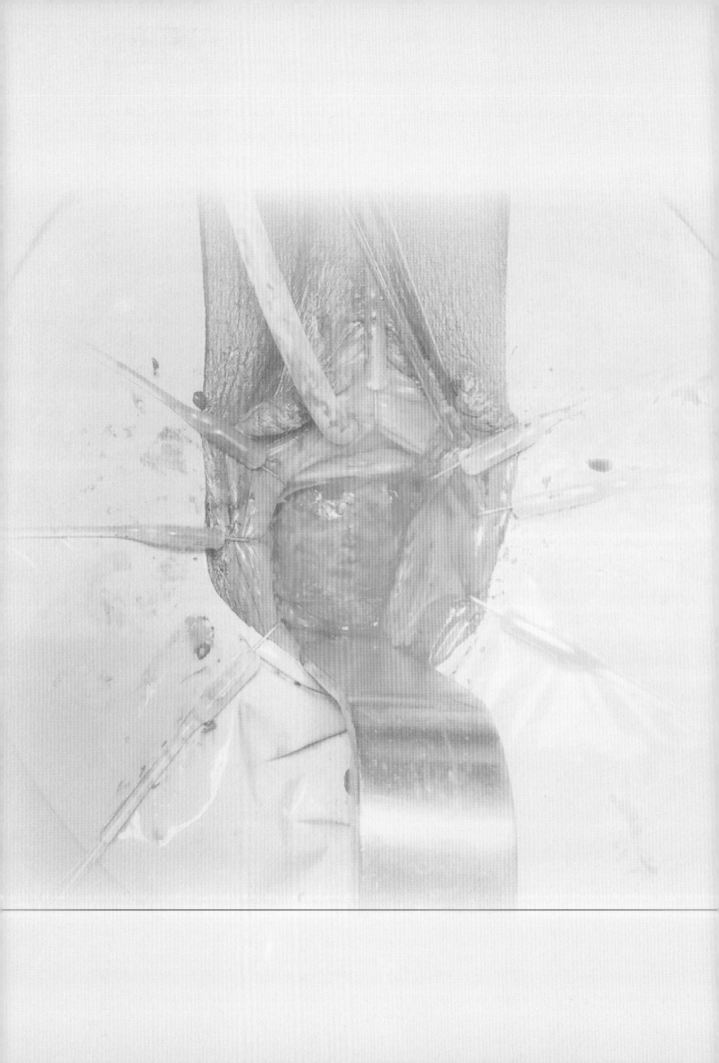

取出阴道补片的方法
Approach to Removal of Vaginal Mesh

Lisa Rogo-Gupta 著

朱馥丽 译

第8章

妇科手术技巧：泌尿妇科学

Operative Techniques in
Gynecologic Surgery:
Urogynecology

一、总体原则

（一）定义

■ 对于盆腔器官脱垂和尿失禁可以采取多种手术方法治疗。传统的阴道前后壁修补术，也就是阴道壁折叠缝合术，已经有几十年的应用历史。折叠缝合术如果用于前壁或膀胱膨出时叫作阴道前壁修补术，用于后壁或直肠膨出时叫作阴道后壁修补术。随着20世纪早中期合成网片的发明，为有别于添加外加材料的阴道前后壁修补术，传统的阴道前后壁修补术被命名为自体组织的修补术。为了提高修补手术疗效的持久性，自体移植物，异源移植物和合成材料，如网片等被用于阴道修补手术中。

■ 网片通常是指用于盆腔脏器脱垂和尿失禁修补的合成网片。

  ➤ 聚丙烯是最常见的合成这种移植物的材料。许多公司推出和（或）撤回了相关的市场销售产品。因此本章节主要探讨取出这些移植物的相关手术技巧。

  ➤ 尿道中段的吊带技术被认为是单纯性张力性尿失禁的标准治疗方法。

  ➤ 网片可以经阴道、经腹部放置修补阴道前壁、阴道顶端和阴道后壁的膨出。当分析和考虑网面添加的脱垂手术时，基本原则是要区分网片放置的途径，即是经阴道还是经腹腔的。本章节中，我们将集中讨论经阴道放置网片。

（二）体格检查

■ 一般妇科检查：见表5-1。

■ 在过去的十年，评估和管理经阴道网片添加的盆底手术后脱垂和尿失禁患者一直是盆底重建外科医生具有挑战性的问题。

■ 对于可能合并网片添加相关并发症的患者，需要采取如下措施：

  ➤ 阴道和骨盆检查至关重要。对于网片相关的疼痛患者往往存在真实的盆底功能障碍，识别解剖、网片的实际位置以及是否存在相关的盆底肌筋膜和内脏功能失调是至关重要的。识别和区分疼痛的来源、有无瘢痕、有无扳机点，有利于切实的治疗方法的选择（六、经验与教训）。

  ➤ 触诊会阴体和阴道内结构。注意采用轻柔的双指扩张检查阴道的口径，这很可能是性交痛的原因。

  ➤ 触诊肛提肌，尤其是耻尾肌裂隙以明确肌肉的静息状态、是否出现异常疼痛、收缩或放松的能力。

  ➤ 沿着植入网片的路径触诊，寻找预期或者实际的痛点。

  ➤ 确定网片预期位置与实际位置间的差异。这对于最终采取部分还是完全取出网片以及切口的规划至关重要。

  ➤ 触摸到网片折叠、倒刺和其他网片附属的组织，如缝线等。

  ➤ 注意探查有无网片暴露。网片暴露往往没有任何症状，小的网片暴露很难通过视诊发现，但大多数易通过触诊发现。

  ➤ 记录疼痛和触痛的位置。

  ➤ 注意视诊网片皮肤穿刺点有无异常（六、经验与教训）。

  ➤ 评价阴道上皮的质量和数量。这对于术前计划的制订是非常重要的，要注意，皮瓣必须在缺损处形成无张力闭合。

■ 采用标准化的系统记录相关网片的并发症，以利于医生间更好应用统一的术语进行交流。但是这个标准化系统并不是包罗万象的，被推荐的原因主要是希望能够记述患者的主诉和客观的发现。对于网片暴露患者，可以采用处女膜作为指示点描述和记录网片暴露的位置。

■ 通过经腹B超或者插尿管测量残余尿量（Postvoid residual，PVR）。残余尿量测定只针对那些可能存在部分或完全尿道梗阻的患者。

■ 尿常规和尿培养用于有尿路刺激症状怀疑尿路

感染的患者。

■ 膀胱镜检查用于可疑有向膀胱或尿道网片侵蚀的尿道中段悬吊术后患者。

（三）鉴别诊断

■ 对于有盆腔脏器脱垂或尿失禁有网片添加手术史的患者，一旦出现症状，无论症状是否继发于网片，都应该系统评估。

  ➢ 例如，对于尿道中段吊带悬吊术后患者，约有 6% 的患者术后会新发急迫性尿失禁，而对于术前有上述症状的患者，术后症状持续存在的患者高达 44%。术后患者出现上述症状不能仅仅考虑是网片所致。对于这种患者需要全面评估，除同时出现其他尿道梗阻症状，一般首先给予保守治疗。

  ➢ 持续时间超过 30d 的尿潴留或者需要医疗干预的尿潴留是尿道中段合成吊带术后的一个并发症，发生率约为 3%。对于上述并发症，采用全部吊带取出还是采用部分吊带切除目前尚无共识。目前这两种方法都可以考虑采取。

■ 应考虑对每一种症状的鉴别诊断并且要注意以下细节。

  ➢ 症状发作时间是否与网片放置有关。

  ➢ 症状与周围器官功能（即排尿、排便、性交）的关系。

  ➢ 既往症状的治疗方法。

  ➢ 症状对生活质量的影响。

■ 对于症状经保守和药物治疗效果不佳并且对整体生活质量产生明显负面影响的患者，应考虑尽早去除网片。

■ 下列任何一种情况均需要进行网片去除手术。

  ➢ 网片向脏器侵蚀。

  ➢ 网片阴道暴露，患者或伴侣有不适症状，或网片暴露面积大于 1cm，或虽然面积较小，但经网片剪除和（或）应用阴道雌激素后无法愈合的（图 8-1）。

（四）非手术治疗

■ 网片暴露

  ➢ 阴道

    ● 保守的治疗被认为是一线治疗，特别是暴露面积小于 1cm 的。

      ◆ 局部激素治疗。

      ◆ 感染的治疗。

■ 痛或性交痛

  ➢ 口服或局部用药：盐酸阿米替林、加巴喷丁、非甾体抗炎药。

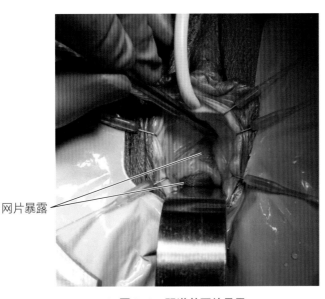

网片暴露

▲ 图 8-1 阴道前网片暴露

> 通常保守治疗有效。但对于疼痛由于网片过紧或者局部瘢痕所致，盆底物理治疗无效。
> 盆底物理治疗：软组织募集，肛提肌松弛。
> 扳机点注射。

■ 下尿路症状
> 保守治疗被认为是一线治疗。
  • 抗胆碱治疗用于急迫性尿失禁。
  • 感染的治疗。

■ 尿潴留
> 持续留置导管。
> 清洁间歇自家导尿。
> 上述治疗症状持续不改善者考虑外科治疗。

二、影像学检查与其他诊断方法

■ 当更全面的信息可能影响患者咨询和治疗计划时，可考虑诊断性的评估手段。例如最初的病史和检查结果不一致或不确定，并且没有得到明确诊断的时候。

■ 诊断评估可以包括以下一个或多个检查。
> 超声可用于显示网片，在对于植入网片位置不清或以前有多次修补手术史的可能有用（图 8-2）。
> 排尿日记或频率－尿量图，可以记录至少24h 患者的液体摄入量、尿量和尿失禁的情况，可以帮助构建一个客观的基线，使临床医生了解症状恶化的因素，症状的严重程度，

以及对日常生活的影响程度。

> 尿流动力学可以用于评估膀胱充盈、储存和排空的功能。同时进行残余尿量（PVR）、膀胱容量、尿流学、压力流速指标、可视尿动力，肌电图和（或）尿道功能的测试。对于考虑手术治疗的患者，需进行尿流动力学检查。

> 骨盆成像如 CT 扫描或 MRI 可用于怀疑血肿、脓肿、神经瘤、神经炎、骨炎或器官梗阻的病例。移植物在这类研究中通常看不清楚。

> 当怀疑尿道阴道瘘或膀胱阴道瘘时，可使用膀胱尿道造影（VCUG）或阴道棉塞试验。尿路造影或静脉造影肾盂造影（IVP）适用于可疑输尿管阴道瘘的患者。

> 钡剂灌肠检查或直肠超声可用于怀疑直肠阴道瘘的患者。

三、术前准备

■ 手术去除网片的目的是提高生活质量。术前准备首先要对患者的症状和客观检查结果进行全面评估，其中，最重要的是治疗目标。对于手术的相关风险、利益和备选治疗方案以及管理意外情况的能力的评估是至关重要的。

■ 门诊膀胱镜检查可考虑在手术治疗前进行，以明确网片是否侵蚀到膀胱或尿道。提示上述并发症的症状包括反复泌尿系统感染、血尿、排尿困难和下尿路症状。

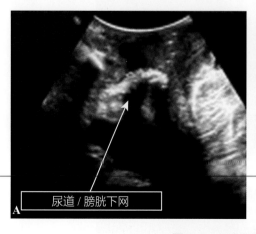
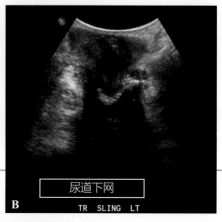

▲ 图 8-2　经会阴超声显示网片

A. 矢状位示网片回声增强；B. 冠状位下网片暴露

- 直肠镜检在怀疑有网片向直肠或肛门侵蚀的患者可在手术治疗前进行。提示上述并发症的症状包括便血、排便疼痛、排便急迫。
- 对于有网片相关并发症的患者，请考虑以下几个方面。
  - ➢ 讨论和记录在外科治疗之前非手术治疗的尝试。
  - ➢ 在考虑手术治疗方案时，要考虑患者的年龄、性生活的频次和再次治疗的需求。
  - ➢ 对于有术后尿失禁的患者，要评估患者的身体活动能力和使用卫生垫的意愿，对于术后脱垂的患者，可以考虑子宫托治疗。
  - ➢ 疼痛和活动受限往往是手术矫正的主要症状，因此，手术的首要目的应该是解决疼痛。而同时修复脱垂和（或）尿失禁应该是次要目标。由于即使是完全去除网片，患者有可能术后仍能维持有效的阴道支持和控尿，因此，鼓励分阶段或分期的治疗。
- 以下情况时，应考虑部分切除和修剪网片。
  - ➢ 局限的阴道网片暴露。
  - ➢ 强烈渴望保持初次脱垂或尿失禁手术治疗效果的持久性。
  - ➢ 无周围器官的网片暴露。

- ➢ 并发症症状对整体生活质量仅有轻微影响。
- 以下情况时，应考虑完全切除网片。
  - ➢ 大面积的阴道网片暴露。
  - ➢ 反复感染或剧烈疼痛和活动障碍。
  - ➢ 网片侵蚀周围器官（图 8-3）。
  - ➢ 严重影响患者整体生活质量。
  - ➢ 其他治疗策略失败。
  - ➢ 认为网片与全身或系统的症状有关。

四、手术治疗

　　手术治疗方式包括部分网片切除或全部网片切除。围术期的风险并不相同，取决于瘢痕的程度和需要去除网片的数量。由于这些病例的发病机制决定了每个病例各自不同，因此围术期并发症难以预测。这种类型的手术可能非常烦琐、耗时和复杂，特别是对于完全网片去除。报道的并发症包括需要输血治疗的急性或迟发性出血、内脏损伤、感染或脓肿，以及持续甚至恶化的疼痛。

（一）体位

- 阴道网片去除手术采用膀胱截石位，与放置网片体位相同（见第 2 章，图 2-4）。
  - ➢ 各种膀胱截石位的腿架确保患者的安全和舒适，减少体位相关并发症发生。

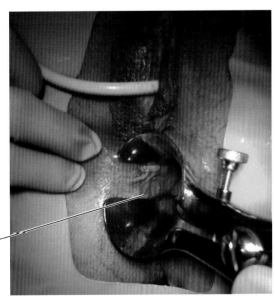

网页侵蚀直肠

▲ 图 8-3　网页侵蚀直肠

> 如果需要的话，手臂放在不内收的位置，以利于麻醉医生或护士进行静脉注射。

■ 手术野应包括相应的网状臂穿刺的皮肤切口部位，如会阴区域的闭孔和肛周的穿刺口位置或耻上的皮肤穿刺口位置。这将有助于在完全切除网片时识别网片。

（二）方法

■ 去除网片的方法应重点关注症状对生活质量的总体影响。术前进行症状对生活烦扰程度的评估，将对于指定治疗方案至关重要。清晰地理解手术的目标和预期可以提高患者的满意度。

五、手术步骤与技巧

（一）去除阴道网片

■ 术前系统回顾既往手术的细节，包括网片的类型和放置技术细节。

■ 手术采用膀胱截石位。

■ 对于针对尿失禁（UI）和盆腔器官脱垂（POP）的植入网片，切除和修剪网片的方法通常与放置相似，并根据网片的类型而有一些特殊的考虑。

1. 部分网片去除

■ 网片部分去除，只有部分网片被去除，阴道壁缺损部位闭合。

■ 在网片暴露局部阴道壁进行局部麻醉。可以通过局部的较大量的液体注射，进行水分离，以利于正确的组织间隙的分离和进入。常用的制剂包括加或者不加肾上腺素的 0.25% 的布比卡因、稀释的垂体后叶素、0.9% 的生理盐水。

■ 使用锋利的窄刃剪刀，如 Metzenbaum 剪刀，围绕网片暴露部分做周围较广泛的分离，以保证阴道壁无张力关闭。

■ 切除所有暴露的网片。然后，用已经游离的阴道壁缝合关闭缺损。注意仔细检查阴道切缘，以确保局部没有网片。为这个目的，往往采用可吸收缝线间断缝合。

■ 在关闭前进行伤口和缺损部位的大量冲洗。

■ 小心处理阴道上皮是无并发症关闭和成功修复的关键。阴道上皮切缘应该无网片侵蚀、无失活的上皮。活动度大的游离的阴道上皮皮瓣对

于完成无张力的闭合是很重要的（见"六、经验与教训"）。

2. 完全网片去除

■ 手术技术因植入网片的类型和位置不同而有所不同。

■ 在计划进入的阴道切口部分进行局部浸润麻醉。可以通过局部的较大量的液体注射，进行水分离，以利于正确的组织间隙的分离和进入。常用的制剂包括加或者不加肾上腺素的 0.25% 的布比卡因、稀释的垂体后叶素、0.9% 的生理盐水。

切口设计

■ 对于尿道中段吊带或盆腔脏器脱落经阴网片的完全去除，往往在网片放置侧阴道壁上做一个垂直的或倒置的 U 形的切口，并仔细规划以允许向两侧能够横向分离以保证完全去除网片，同时能够保证完成阴道壁的无张力闭合（技术图 8-1）。

■ 在适当情况下，采用锐性和钝性相结合的分离方法使阴道与两侧的网片分离开，以游离植入网片的臂或固定装置。

■ 目的应该是游离阴道上皮使其脱离植入网片，这样可以恢复阴道壁的活动性，可以确保游离网片完全去除和阴道壁的有效闭合。

■ 应注意避免在阴道上皮游离前切割网片。

■ 在某些情况下，植入网片与阴道壁的分离可能是困难的或不可能实现的，因为网片可以与阴道壁紧密融合在一起。这可能是由于局部瘢痕形成及大孔径网片分割增厚技术的结果。切除

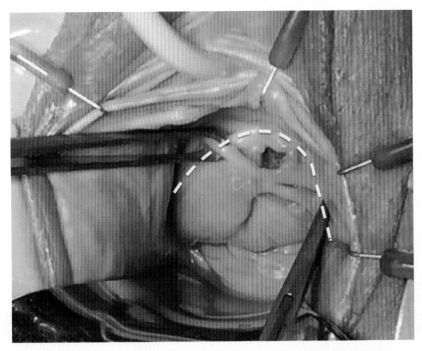

▲ 技术图 8-1　倒置 U 形切口位置，用于完全去除经阴网片或吊带

网片浸润上皮，并采用组织皮瓣技术，以实现阴道壁的关闭和阴道功能的保持。

■ 任何嵌入网片的阴道壁都必须切除。

（二）手术技巧

■ 两侧向坐骨耻骨支方向进行分离。

■ 在网片和耻骨间进入耻骨后间隙，耻骨可以作为指示利于剩余部分的分离，注意不要在组织间隙和网片完全游离前去除网片。

■ 对于尿道中段吊带，在中央部分网片游离暴露后，可以小心地将直角钳放置于网片与尿道之间。将钳子自侧方向中线方向置入，可以降低尿道损伤的风险。

■ 直角钳插入轻柔牵拉以促进网片于其下方的器官的分离（见"六、经验与教训"）。

■ 当中间部分网片完全游离暴露后，可将网片在中间部位剪断一分为二。使用扁桃体夹钳钳夹网片断端边缘，向侧方进行同侧的网片游离。轻柔的牵拉同时使用 Metzenbaum 剪进行分离最终去除网片。

■ 对于盆腔脏器脱垂的植入网片，中线部位的暴露也是最常见的。网片需要从膀胱或直肠上游离下来并去除。

■ 不建议将网片切割成多个小块去除。

■ 去除网片侧支非常具有挑战。类似于吊带的去除，促进网片去除的关键步骤是在中线部位切断网片将网片一分为二。然后钳夹牵拉中线部位切断的网片断端，以利于向两侧沿着网片向附着部位或皮肤切口处部位分离。可采用钝性和锐性相结合的方法仔细将网片和周围组织游离开。使用锐性分离时一定要小心，因为网片的侧支在两侧穿行时可能会非常靠近神经血管。

■ 另外，在网片皮肤出口部位，可以局部做小的皮肤切口，仔细寻找到网片侧壁的远端。使用温和的牵引力，可使用 Allis 钳或扁桃体钳钳夹轻柔牵拉网片，沿着网片仔细将网片与周围组织分离开。

■ 将植入网片从患者体内整体完全去除（技术图 8-2）。

- 随着网片完全去除（技术图 8-3 ），脱垂可以在中线部位采用传统的自体组织修补以加强阴道壁（见第 1 章和第 3 章 ）。

- 然后，阴道壁用可吸收缝线连续或者间断缝合关闭。

1. 耻骨后网片分支的去除

- 一旦中央网片部分向两侧横向游离并到达耻骨后间隙时，网片的侧支就可以成功地去除。耻骨后间隙穿过骨盆筋膜可以进入阴道，这个通路也是网片侧支所在的位置，可以用剪刀找到。将网片侧支从耻骨后部和膀胱周围组织中游离出来，轻柔地牵拉显示前腹壁附着点的位置。这种附着可以通过耻骨后间隙或通过耻上皮肤切口解除。

2. 经闭孔网片分支的去除

- 在网片处，闭孔筋膜和闭孔内肌上锐性穿孔。然后将网片分支从耻骨、闭孔膜和闭孔外肌仔细游离，并轻柔牵引确认其位置，即穿过内收窝到外侧大阴唇或大腿内侧的出口部位。皮肤切口可以在出口部位，可以有助于其下方内收肌筋膜，股薄肌和内收肌长肌网片穿行的部位。植入网片与这些结构分离，并通过内收窝进行移除（技术图 8-4 ）。

- 在所有情况下，一旦植入物被摘除，应进行膀胱镜检查，以确认没有发生膀胱穿孔。

- 皮肤切口可用可吸收的缝合线缝合或皮肤黏合剂封闭，并覆盖敷料。当术中分离广泛或出血明显时，可以采用阴道填塞局部压迫。

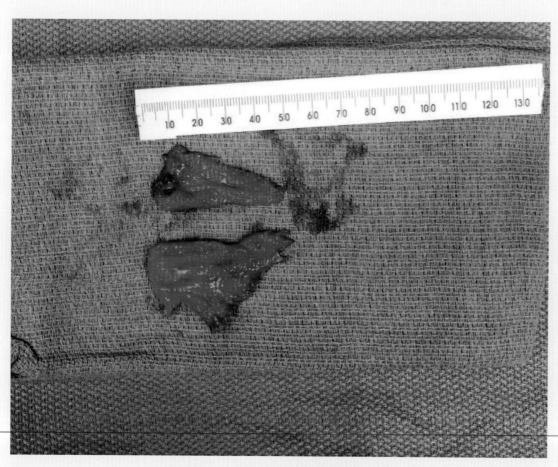

▲ 技术图 8-2　完全去除的阴道前壁的植入网片

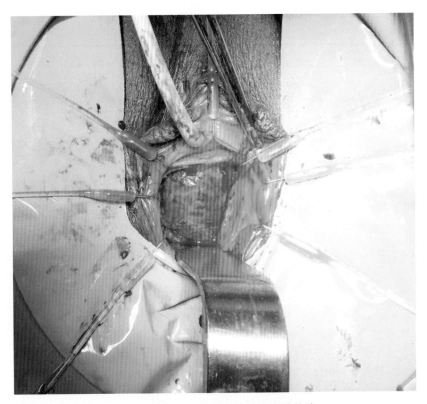

▲ 技术图 8-3　去除网片后的阴道前壁

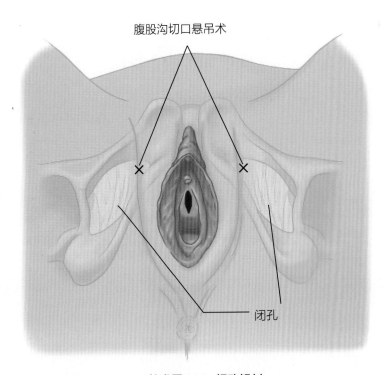

腹股沟切口悬吊术

闭孔

▲ 技术图 8-4　闭孔解剖

六、经验与教训

（一）膀胱损伤的识别

○ 在去除网片过程中，担心发生膀胱损伤，可以用含有染色剂（如亚甲蓝）的无菌生理盐水充盈膀胱。当损伤发生时，可发现蓝色液体流出。这可以使我们立即发现损伤并及时修补。

（二）盆腔检查中的鉴别

○ 注意检查和确认局部的解剖，网片的实际位置，肌肉筋膜的状况，以及周围脏器的功能。注意进行会阴和阴道内的触诊。通过轻柔的阴道内两指的扩张测量阴道内径，明确是否是这个原因引起性交痛。触诊肛提肌，特别是耻尾肌，以明确其静息状态、是否有触痛及肌肉收缩放松的能力。

（三）皮肤切口的识别

○ 小的皮肤瘢痕往往可以在以往的穿刺针穿刺部位，通过仔细检查发现。去除表面毛发可以更好地发现切口瘢痕。如果局部伤疤不明显，另一种识别方法是经阴道对阴道网片施压，可以看到穿刺部位皮肤的内陷皱褶。

（四）阴道组织处理

○ 小心处理阴道上皮是无并发症关闭阴道和成功切除修复的关键。阴道切口边缘不应有网片侵蚀或存在失活的上皮。广泛游离、活动度高的阴道皮瓣对于无张力阴道关闭非常重要。在阴道黏膜缝合前，要注意伤口的大量冲洗和对缺损进行修补。

七、术后护理

- 手术后的护理与其他良性泌尿外科手术类似（见第 5 章，表 5-6）。
- 去除阴道植入网片，推荐使用抗生素。
  - ➢ 对于阴道壁脱垂网片和吊带的去除手术，外科管理改进项目（SCIP）指南建议使用第一代或第二代头孢菌素 24h。
- 只有当膀胱或尿道术中受累时，才需要手术后持续的膀胱引流。其他延长膀胱引流时间的情况包括网片侵蚀膀胱壁，或者阴道前壁和膀胱分离广泛。
- 术后对活动的限制同其他类型的经阴泌尿妇科手术。盆腔休息、避免阴道性交 6～8 周以利于阴道切口完全愈合。术后立即限制抬举和提拉的动作。

八、预后

- 关于网片去除的预后的研究仍在进行中。
- 据报道，目前转至医学中心进行网片去除手术的患者，约 80% 为既往药物治疗失败患者，15% 为部分网片去除术失败患者。
- 据报道，网片去除术后症状改善率在 25%～90% 之间，长期症状改善率约为 75%。

九、并发症

- 并发症类似于经阴网片放置术，主要问题是术后能否完全消除疼痛症状和恢复无痛阴道功能。
- 目前术中和术后并发症的整体发生率在 1%～15%。
  - ➢ 感染、出血或血肿、疼痛：0%～10%。
  - ➢ 膀胱或输尿管损伤：1%。

➢ 网片暴露：5%～19%。

➢ 性功能障碍：9%～28%。

■ 与部分网片去除相比，完全网片去除手术在住院时间、手术时间和需泌尿外科医生参与方面均明显增加。

■ 再次手术常用于复发的张力性尿失禁或者盆腔脏器脱垂，发生率为20%～40%。

参考文献

[1] American Urogynecologic Society and Society of Urodynamics FPMaUR. Position statement on mesh midurethral slings for stress urinary incontinence. 2014. PMID: 24763151 DOI: 10.1097/SPV.0000000000000097

[2] Committee on Gynecologic Practice. Committee opinion no. 513: vaginal placement of synthetic mesh for pelvic organ prolapse. *Obstet Gynecol*. 2011;118(6):1459–1464.

[3] Haylen BT, Freeman RM, Swift SE, et al. An International Urogynecological Association (IUGA)/International Continence Society (ICS) joint terminology and classification of the complications related directly to the insertion of prostheses (meshes, implants, tapes) & grafts in female pelvic floor surgery. *Int Urogynecol J*. 2011;22(1):3–15.

[4] Laycock J. Clinical evaluation of the pelvic floor. In: Schussler B, Laycock J, Norton P, Stanton SL, eds. *Pelvic Floor Re-Education*. London, United Kingdom: Springer-Verlag; 1994:42–48.

[5] Ridgeway B, Walters MD, Paraiso MF, et al. Early experience with mesh excision for adverse outcomes after transvaginal mesh placement using prolapse kits. *Am J Obstet Gynecol*. 2008;199(6):703, e1–e7.

[6] Rogo-Gupta L, Huynh L, Hartshorn TG, Rodriguez LV, Raz S. Longterm symptom improvement and overall satisfaction after prolapse and incontinence graft removal. *Female Pelvic Med Reconstr Surg*. 2013;19(6):352–355.

[7] Tijdink MM, Vierhout ME, Heesakkers JP, Withagen MI. Surgical management of mesh-related complications after prior pelvic floor reconstructive surgery with mesh. *Int Urogynecol J*. 2011;22(11):1395–1404.

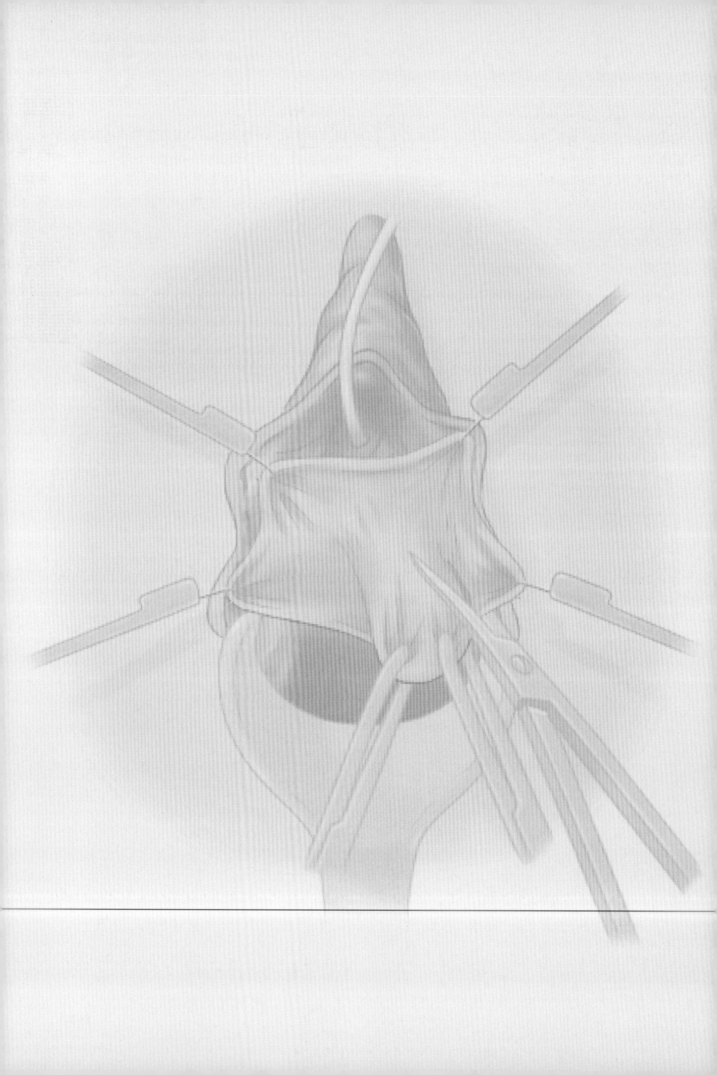

尿道憩室和阴道前壁囊肿

Urethral Diverticulum and Anterior Vaginal Wall Cysts

Christopher M. Tarnay　Morgan E. Fullerton　著

卢　珊　译

第9章

妇科手术技巧：泌尿妇科学

Operative Techniques in
Gynecologic Surgery:
Urogynecology

一、总体原则

（一）定义

- 尿道憩室由尿道局部膨出所形成。一般来说，尿道憩室的形成是因为感染引起尿道周围腺体出现反应性慢性梗阻，分泌物因长期梗阻不能排出而堆积导致腺体的扩张，同时炎症因子引起腺体囊壁的纤维化。尿道憩室在尿道手术或因分娩导致的阴道创伤后的炎症反应中也会出现。每 1 000 000 名女性中会有 6～20 人患有尿道憩室，而患有尿失禁的女性中有 1.4% 是由于尿道憩室所致。一半以上的尿道憩室会在阴道前壁被触及，呈囊性；尿道周围的肿块中，80% 是尿道憩室。在检查的时候，尿道憩室在触诊中很容易被发现，尿液或脓性分泌物会像"挤奶"一样自尿道口流出（图 9-1）。尿道憩室极少呈实性，如果出现这种情况，提示憩室腔内有结石或提示有罕见的恶性肿瘤。尿道憩室大小不一，而且有多发可能。尿道憩室围绕全部尿道形成时呈"环绕状"，围绕大部分尿道形成后呈"马鞍状"（图 9-2）。患者往往会出现性交困难、排尿困难及尿不尽三联征，其他

- 常见症状还包括尿失禁、尿频、尿急、分泌物异常和反复发作的尿道感染（UTI）。

- 尿道旁腺囊肿来源于尿道旁腺，女性的尿道旁腺与前列腺同源。类似于尿道憩室形成的原因，尿道旁腺囊肿也是因炎症引起腺体开口梗阻，导致腺体扩张及发生炎性病变而形成。在做检查时，可在尿道周围触及包块，并会看见分泌物流出，而与尿道憩室不同的是，分泌物是来源于尿道两侧的腺体开口（图 9-3）。临床症状包括性交困难、排尿困难、尿道感染和梗阻性排尿异常。

- 苗勒管囊肿是来源于阴道前壁的最常见囊肿，是中肾旁管发育为子宫、宫颈和阴道上 2/3 段过程中的残迹，大小为不足 1cm 至数厘米不等。由于苗勒管囊肿较小而且没有临床症状，往往不需要手术治疗。

- Gartner 管囊肿，也被称为 Wolffian 管囊肿，生长于阴道前壁，其胚胎学来源与苗勒管囊肿类似，是中肾管在雌性退化过程中遗留的残迹。而在雄性中，中肾管分化为生殖泌尿结构，包括附睾，输精管及精囊。与苗勒管囊肿类似，Gartner 管囊肿大小不等，如果囊肿较小或是

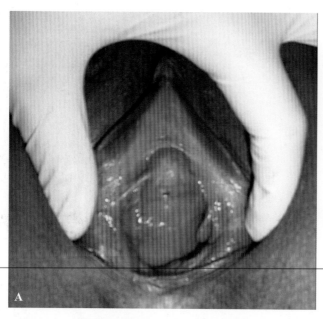
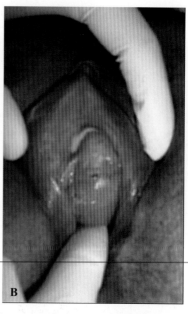

▲ 图 9-1　A. 尿道憩室表现为位于中线位置的尿道口周边的包块；B. 触诊或挤压时，尿道憩室可以分泌出脓样物质自尿道口流出

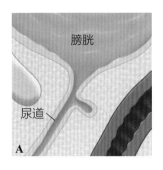
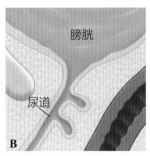
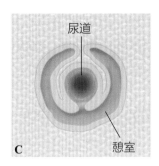
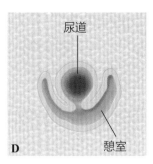

▲ 图 9-2　尿道憩室可以为单发、多发，呈环形或马鞍状

A. 正中矢状面单发的尿道憩室；B. 正中矢状面多发的尿道憩室；C. 横切面环状尿道憩室；D. 横切面马鞍状尿道憩室

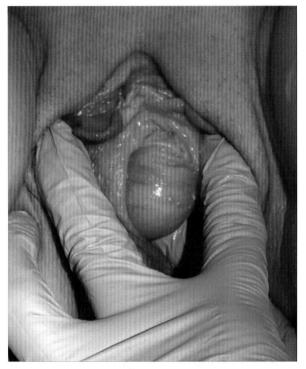

▲ 图 9-3　尿道旁腺囊肿类似于尿道憩室，是生长在尿道周围的肿块，但是它生长于一侧而不是在中线上

没有临床症状，无须手术干预。值得注意的是 Gartner 管囊肿常合并肾脏结构异常，包括肾脏发育不良或是同侧输尿管发育不良或异位。这些患者的影像学检查应包括对上尿路情况的评估。Gartner 管囊肿可以长到数厘米，容易与脱垂混淆。

■ 表皮囊肿由阴道壁内的鳞状上皮组成。阴道手术包括外阴切除手术会引起皮肤破损，因此而形成的表皮囊肿被称为表皮包涵囊肿。它们的位置并不局限于阴道前壁，其大小不一，很少

引起临床症状，内容物通常含有类似皮脂的物质。当表皮囊肿导致患者出现压迫症状或不适时才需要手术干预。

（二）鉴别诊断

■ 尿道憩室。

■ 远端阴道前壁脱垂（膀胱尿道膨出）。

■ 尿道旁腺囊肿。

■ 苗勒管囊肿。

■ Gartner 管囊肿。

■ 尿道肉阜。

■ 表皮囊肿。

■ 平滑肌瘤。

（三）解剖学因素

■ 当发现阴道前壁的肿物时，明确其与尿道的关系十分重要。具体来说，仅有尿道憩室是与尿道直接相连，其他的阴道前壁包块只是与尿道相距很近，但并不相连。从外科手术角度考虑，区分包块是独立还是与尿道相连是很重要的，因为如果外科医生认为手术有可能进入尿道，就会采取相应手术措施来防止瘘的发生。

（四）非手术治疗

■ 对于尿道憩室，无症状者可考虑采取保守治疗及观察。当患者出现典型的性交困难、排尿困难和尿不尽的症状时，手术切除是解决这些症状的最有效和最明确的方法。如果手术延期，也可以采用手动操作引流憩室以降低憩室张力，这样可以防止尿不尽和尿潴留的发生，也可以

使患者受益。

- 对于阴道前壁囊肿，包括尿道旁腺囊肿，苗勒管囊肿，Gartner 管囊肿和表皮囊肿，只有当它们出现症状时才会被观察到。当这些囊肿很小时，常规检查是很难发现的。一旦它们长到更大并且改变了阴道的正常解剖结构时，它们就会引起盆腔的压迫症状和性交困难症状。阴道菌群可能还会引起尿道旁腺囊肿的感染，导致压迫或疼痛的症状出现，这时需要采用手术切除来解决。

二、影像学检查与其他诊断方法

- 磁共振成像（MRI）是目前公认的诊断尿道憩室的影像学方法。这种无创和非放射性的方法可以细致地检查骨盆的软组织。MRI 能够明确病变是否与尿道相通、来源、大小和数量。MRI 最好是在膀胱排空的情况下进行，因为尿道憩室会充满尿液，在 T_2 像呈现明亮的白色（图 9-4）。但是 MRI 受到成本和获取途径的限制，如果无法进行 MRI 检查，需要采用其他影像学检查。

- 最常见的能够替代 MRI 诊断尿道憩室的影像学

检查是超声（US）（图 9-5），可以通过经阴道或经会阴进行。同其他超声检查一样，这项检查的敏感性取决于技术人员的经验。

- MRI 和超声也可以用来评估其他阴道前壁囊肿，并可以帮助确定其位置和来源。

- 其他用于评估尿道憩室的影像学技术有正压膀胱尿道造影（PPUG）和排尿期膀胱尿道造影（VCUG）（图 9-6）。但是这两项技术目前不作为常规检查，因为它们具有放射性，需要特殊的设备和操作培训，检查效果接近 MRI 和（或）超声。PPUG 应用透视获取尿道憩室的图像，将造影剂注入尿道内放置的双球囊导管，导管上的球囊将尿道近端和远端堵塞，以致造影剂仅注入憩室。VCUG 也使用透视检查，通过提前注入膀胱造影剂，在患者排尿时造影剂填充尿道憩室呈现图像进行造影，但有时可能与实际情况并不一致。

三、术前准备

- 术前评估患者是否存在感染十分重要，尤其是对于反复罹患尿道感染的患者。评估方法包括尿常规、尿培养，如果有可能的话，在进行触

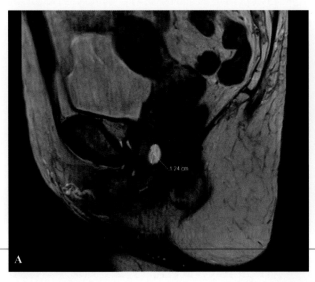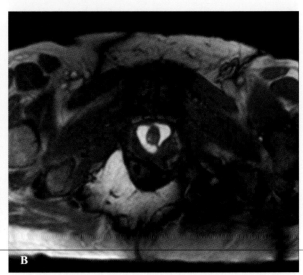

▲ 图 9-4　尿道憩室的磁共振成像

A. MRI，T_2 像的正中矢状面尿道憩室的成像，在 T_2 像呈明亮的白色；B. 尿道憩室呈明亮的白色，大部分环绕于尿道，呈环状或马鞍状

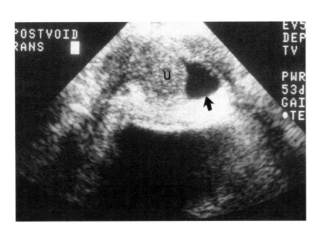

▲ 图 9-5 尿道憩室冠状面的超声声像图，表现为尿道旁的囊性包块

U. 尿道（引自 Dunnick NR, Newhouse JH, Cohan RH, Maturen KE. *Genitourinary Radiology*. 6th ed. Philadelphia, PA: Wolters Kluwer; 2017. ）

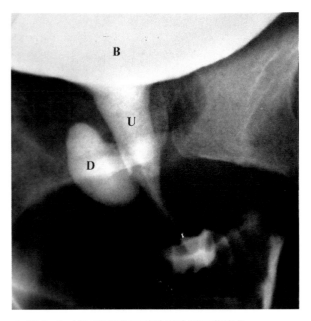

▲ 图 9-6 排尿期膀胱尿道造影诊断尿道憩室

B. 膀胱；U. 尿道；D. 尿道憩室（引自 Brant WE, Helms CA. *Brant and Helms Solution*. Philadelphia, PA: Wolters Kluwer; 2006. ）

诊时获取憩室内容物进行细菌培养。这些检查有利于术前选取正确的抗感染治疗。

- 膀胱尿道镜检查也有助于术前计划。膀胱尿道镜检查的目的是确定憩室口的数目和位置。通常，开口位于尿道远端 2/3 的后表面。

- 如果患者出现尿失禁，并且担心压力性尿失禁，也可进行尿动力学研究。

- 有多达 50% 的尿道憩室患者同时患有压力性尿失禁。医务人员应与患者进行沟通，征求其意愿，对于有持续性压力性尿失禁的症状并且严重的患者，在进行尿道憩室切除术后是否愿意选择同时进行压力性尿失禁的相关手术治疗，还是选择择期行手术治疗。2010 年美国泌尿外科协会（AUA）发表的《女性压力性尿失禁的外科处理手术指南》中指出，尽管有关这一主题的文献很少，但是由于网片术后出现的网片暴露、网片腐蚀、感染或肉芽肿形成等并发症的增加，建议不要使用合成的网片来治疗尿失禁。如果计划同时行手术治疗，建议使用自体筋膜吊带或生物材料。关于尿道憩室切除术时使用经闭孔无张力尿道中段悬吊术（TVT）的报道很少，没有并发症的报道。目前，这些有限的数据不足以支持合成网片的使用。同时手术的好处是可以节省患者额外的麻醉药物接触和术后恢复时间，并且可以更快地消除尿失禁症状。择期手术的好处是 80% 的患者在切除尿道憩室后可能不再有令人心烦的症状，可以避免不必要的手术风险。

四、手术治疗

- 手术的目的是切除尿道憩室或是阴道前壁囊肿，以解决由此引起的临床症状，降低复发的风险。

- 如果存在急性感染，应推迟手术治疗，否则会增加手术并发症发生的风险。可以先应用抗生素治疗或切开引流，然后进行手术切除及修复。

- 手术治疗适用于阴道前壁囊肿体积较大且有症状的患者。如果阴道前壁囊肿小并且没有症状，手术切除是没有必要的。

（一）体位

- 尿道憩室或阴道前壁囊肿的手术入路多为经阴道切除，为了充分暴露手术视野，患者应采取膀胱截石位。
- 患者采取头低位有助于进入阴道前壁。
- 患者的手臂可以伸出以便于麻醉师根据需要进行生命体征的监测。
- 值得注意的是，患者也可以采取俯卧位或 Sims 体位。

（二）方法

- 尿道憩室最常用的方法是经阴道手术切除。不过，也可以考虑内镜手术或袋形缝合术。
- 对于阴道前壁囊肿，也建议经阴道切除。对于尿道旁腺囊肿也可应用袋形缝合术，但是没有必要保留腺体。

五、手术步骤与技巧

（一）经阴道尿道憩室切除术

- 患者采取膀胱截石位。
- 预防性应用抗生素，首选一代头孢类药物。
- 应用膀胱输尿管镜检查明确尿道憩室的位置及憩室开口的数量。
- 膀胱留置 14～18 号 Foley 尿管引流尿液，同时还可以明确尿道及膀胱颈（技术图 9-1）。

- 可在手术部位局部注射含血管收缩剂的麻醉剂，以减少失血，协助局部疼痛的控制，并有助于水分离。
- 在阴道前壁的黏膜上做一个倒 U 形切口，切口长度选择应该取决于尿道憩室的长度，可以包绕尿道憩室。
- 采取钝锐结合的办法进一步分离阴道壁的上皮组织，范围包括近端至膀胱颈水平，两侧端达坐骨支。

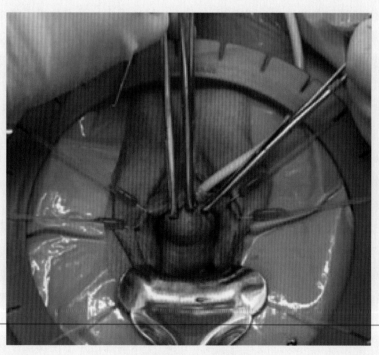

▲ 技术图 9-1　尿道憩室
尿道周围位于中线的肿块。明确的尿道憩室

- 采取钝锐结合的办法，将位于阴道前壁和尿道憩室之间的尿道周围筋膜剥离，暴露尿道憩室。

- 尿道周围筋膜应采取横行切口，并尽可能保留大量组织以协助缝合（技术图 9-2）。

- 尿道修复术后应确定尿道周围筋膜的完整性，并关闭尿道的缺损，这可以降低压力性尿失禁发生的风险。

- 充分暴露尿道憩室的解剖结构，自尿道憩室的基底部进行尿道憩室的切除，手术操作需谨慎，避免扩大损伤（技术图 9-3）。

- 在 Foley 导尿管上方，应用 3-0 可吸收线缝合尿道壁的缺损进行修复。缝合时必须注意确保修复处无张力；为此建议使用较小的导尿管。缝合过程中间歇地转动导尿管，确保导尿管没有被缝合在内。

- 如果缺损较大，不能以无张力方式修复，可用部分憩室囊壁进行修复或是应用阴道或阴唇皮瓣进行重建。

- 如果有多个憩室，对每个憩室重复上述操作。

- 如果是环状或鞍状憩室，且不容易剥离，则可

- 能需要完全切除受累的尿道部分，并进行端 - 端吻合重建。

- 然后移除部分 Foley 导尿管，并向尿道注入液体，以确保切口密闭性。

- 缝合关闭尿道周围筋膜，以确保尿道缝合线与尿道修补处重叠范围最小。

- 如果有较大的缺损、尿道周围筋膜组织较少或组织糟脆，则可额外应用 Martius 补片以协助愈合。

- 如果患者在手术前有压力性尿失禁，而且已决定同时使用吊带，此时将放置吊带。憩室切除术中进入尿道后，应采用自体筋膜吊带或生物制剂替代。

- 然后用可吸收缝线缝合阴道皮瓣，并进行止血。

- 留置导尿管 7～21d，以保护尿道修复和引流尿液。

- 如果采用耻骨上导尿管进行膀胱引流，导尿管仍然留在原位，但可以缝合创面。

（二）经尿道行尿道憩室切开术

- 1979 年，Jack Lapides 医生在文献中首次描述了

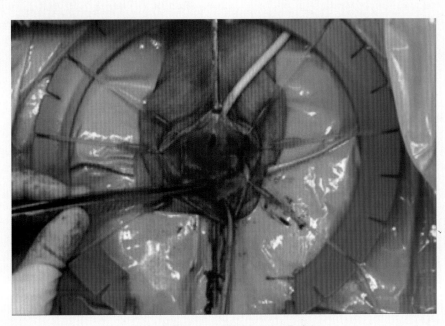

▲ 技术图 9-2　经尿道切开尿道憩室

尿道憩室囊从尿道剥离

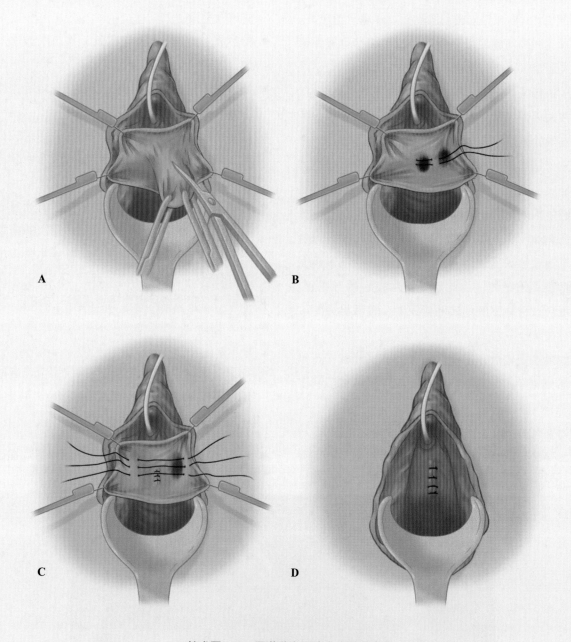

▲ 技术图 9-3　尿道憩室切除术步骤示意图

A. 暴露尿道憩室；B. 切除尿道憩室后缝合关闭尿道憩室与尿道之间的开口；C. 缝合关闭尿道周围筋膜；D. 缝合关闭阴道上皮

这种方法，目的是扩大尿道憩室口，使憩室腔与尿道完全相通。

■ 患者采取膀胱截石位。

■ 使用电切镜显示尿道憩室口，然后将电切镜置

于与尿道平行的角度，并经电切镜置入电切刀于尿道（技术图 9-4）。

■ 然后将电切镜拉直并抬高，利用电切刀将尿道憩室向后尿道壁延伸。

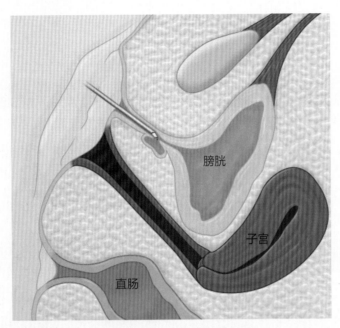

膀胱

子宫

直肠

▲ 技术图 9-4　经尿道憩室切开术

电切刀经膀胱镜进入并在其引导下扩大尿道憩室口

■ 然后应用电切刀将憩室的整个顶部切开，这个切口最大范围可达到全部尿道。

■ 留置一根 Foley 导尿管过夜。

（三）尿道旁腺囊肿切除术

■ 患者采取膀胱截石位。

■ 进行膀胱尿道镜检查，以确诊尿道旁腺囊肿，并且明确与尿道无相通。放置一根导尿管。

■ 可以采用类似尿道憩室切除术中提到的倒 U 形切口。

■ 也可以在阴道突起处的尿道旁腺开口处进行垂直切开（技术图 9-5 ）。

■ 然后用钝锐结合的方法将囊肿剥离出来，直到完全确认。虽然手术医生会试图完整地剥离囊肿，但是剥离过程中囊肿破裂是常见的。如果囊肿破裂，应尝试完全切除整个囊腔。

■ 囊肿切除后会出现缺损，应用可吸收缝线缝合修复。

■ 然后用可吸收缝线缝合覆盖的阴道上皮。

■ 手术后使用 Foley 导尿管导尿 3～5d。

（四）阴道前壁囊肿切除

■ 阴道前壁囊肿的手术切除方法类似于尿道旁腺切除术。Gartners 管囊肿囊腔可以非常深，分层封闭囊腔是重要的。

■ 如前所述，患者采取膀胱截石位，预防性应用抗生素及防止静脉血栓形成。

■ 识别阴道前壁囊肿，在囊肿张力最大处切开，通常是纵向切开。

■ 然后用钝锐结合的解剖方法将囊肿剥离出来，直到完全确认为止。尽管要试图完整地切除囊肿，但是切除过程中囊肿破裂是常见的。如果囊肿破裂，应该试图完整切除囊腔。

■ 囊肿切除后产生的缺损应用可吸收缝线缝合修复。如果囊腔较深，那么应该分层缝合。

■ 然后用可吸收缝线缝合覆盖的阴道上皮。

■ 术后可以采用阴道填塞止血。

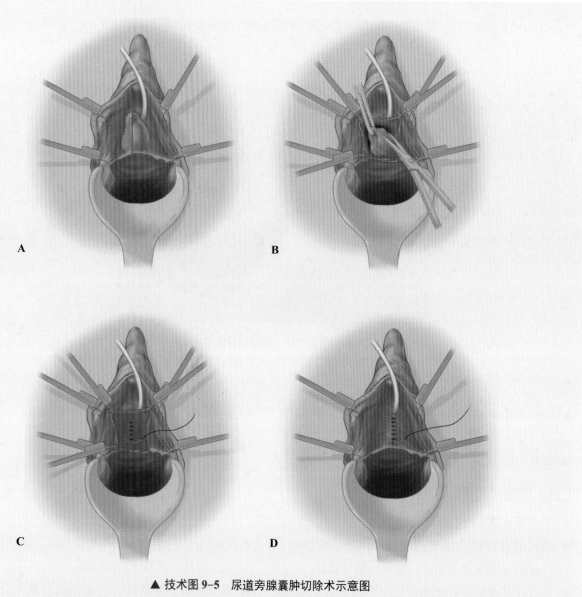

▲ 技术图 9-5 尿道旁腺囊肿切除术示意图

A. 明确尿道旁腺囊肿，沿最大径线切开囊肿；B. 将尿道旁腺囊肿自阴道壁剥离；C. 用可吸收线缝合关闭剥离的创面；D. 用可吸收缝线关闭阴道壁

六、经验与教训

（一）膀胱输尿管镜

○ 手术开始时应该进行该项检查，对于尿道憩室，该项检查可以确定憩室的位置及数量，对于尿道旁腺囊肿，该检查可以明确囊肿与尿道是否相通。

（二）无张力缝合

○ 对于尿道尽量进行无张力缝合，以降低修复失败的风险。

（三）避免缝合线的重叠

○ 在关闭创面缝合时，应注意避免缝合线的重叠，以减少尿道阴道瘘形成的风险，为此，应在阴道黏膜上作倒 U 形切口，尿道周围筋膜采取横行切口。

（四）压力性尿失禁的处理

○ 如果患者术前发生压力性尿失禁，应与患者进行充分的讨论，选择同时行手术治疗还是分步手术。如果患者希望同时进行手术，应使用自体筋膜吊带或生物材料，因为人工合成材料会增加创面及伤口坏死的风险。

（五）Martius 皮瓣

○ 当尿道与阴道黏膜之间尿道周围筋膜组织较少，或有较大的尿道缺损时，应考虑使用 Martius 皮瓣，以协助修复的完整性，减少创面破裂和尿道阴道瘘形成的风险。

七、术后护理

■ 憩室切除术后，根据手术操作的程度，留置 14～18 号 Foley 导尿管 7～21d。拔除 Foley 导尿管前可进行影像学检查了解尿道的完整性。放置尿管期间可以应用抗胆碱能药物预防膀胱痉挛。

■ 尿道憩室切除术后常应用抗生素治疗。通常，如果患者需要住院观察，可以静脉注射第四代抗生素过夜，然后在导尿管放置期间继续口服抗生素 1 个疗程。在 2015 年 Crescenze 和 Goldman 发表的一篇关于尿道憩室管理的综述中，他们指出，虽然常常使用抗生素，然而，没有数据表明如果感染检查结果为阴性，在术前预防性使用抗生素后再延长抗生素使用能够改善预后。

■ 如果放置阴道填塞物，应在患者出院前及手术后 48h 内取出。

■ 在进行尿道旁腺囊肿切除手术后，亦须放置一根 Foley 导尿管 3～5d。留置导尿管期间，可以考虑使用抗生素和抗胆碱药物。

■ 其他阴道囊肿手术后，不常规留置导尿管和使用抗生素。

■ 必要时口服镇痛药控制疼痛。

■ 术后早期活动和恢复正常的日常活动能够促进恢复。术后至少休息 6 周。

八、预后

■ 尿道憩室切除术的治愈率为 70%～90%。尿道憩室复发多见于多发性尿道憩室、憩室位于近端尿道或环绕状，及患者既往行尿道修补术。

■ 阴道囊肿切除术，特别是尿道旁腺囊肿切除术，相关预后的数据资料有限，但是有文献报道其复发率低达 0%～6%。

九、并发症

■ 术后早期常见的并发症是尿潴留和感染。

■ 最严重的并发症是尿道阴道瘘的形成。这是一种晚期并发症，发生率高达 6%。患者通常表现为无尿和持续性漏尿。这个并发症需要在初次尿道憩室切除手术愈合后进行再次手术修复。尿道憩室切除术避免瘘形成的原则是无张力缝合，避免缝合线重叠，以及根据需要使用 Martius 皮瓣。

■ 多达 1/3 的患者会在手术后出现新发的压力性尿失禁，这可能需要随后的手术干预。这种并发症的出现可能是由于尿道支持结构断裂造成。

■ 其他较少报道的并发症包括新发的尿急和尿道狭窄。

■ 任何手术后都可能会出现持续性或新发的慢性

疼痛。对于阴道手术后的患者，有可能会出现因瘢痕组织导致的新发的性交困难。

参 考 文 献

[1] Aspera AM, Rackley RR, Vasavada SP. Contemporary evaluation and management of the female urethral diverticulum. *Urol Clin North Am*. 2002;29:617–624.

[2] Bodner-Adler B, Halpern K, Hanzal E. Surgical management of urethral diverticula in women: a systematic review. *Int Urogynecol J*. 2016;27:993–1001.

[3] Crescenze IM, Goldman HB. Female urethral diverticulum: current diagnosis and management. *Curr Urol Rep*. 2015;16:71.

[4] Dmochowski RR, Blaivas JM, Gormley EA, et al. Update of AUA guideline on the surgical management of female stress urinary incontinence. *J Urol*. 2010;183:1906–1914.

[5] Eilber KS, Raz S. Benign cystic lesions of the vagina: a literature review. *J Urol*. 2003;170:717–722.

[6] El-Nashar SA, Bacon MM, Kim-Fine S, Weaver AL, Gebhart JB, Klingele CJ. Incidence of female urethral diverticulum: a population-based analysis and literature review. *Int Urogynecol J*. 2014;25:73–79.

[7] Foster J, Lemack G, Zimmern P. Skene's gland cyst excision. *Int Urogynecol J*. 2016;27:817–820.

[8] Ko KJ, Suh YS, Kim TH, et al. Surgical outcomes of primary and recurrent female urethral diverticula. *Urology*. 2017;105:181–185.

[9] Lapides J. Transurethral treatment of urethral diverticula in women. *J Urol*. 1979;121:736–738.

[10] Reeves FA, Inman RD, Chapple CR. Management of symptomatic urethral diverticula in women: a single-centre experience. *Eur Urol*. 2014;66:164–172.

[11] Spence HM, Duckett JW, Jr. Diverticulum of the female urethra: clinical aspects and presentation of a simple operative technique for cure. *J Urol*. 1970;104:432–437.

膀胱镜检查
Cystoscopy

Lisa Rogo-Gupta 著

杨 艳 译

妇科手术技巧：泌尿妇科学

Operative Techniques in
Gynecologic Surgery:
Urogynecology

一、总体原则

定义

- 膀胱镜检查是一种内窥镜检查下尿路的方法。通过尿道口进入，并且可以观察尿道情况。通常，膀胱镜检查也被称为"尿道膀胱镜检查"。
  - ➢ 诊断性膀胱镜主要用于评估和诊断。该手术为微创手术，仅引起轻度不适，且通常在诊室局麻下进行。
    - 它通常与妇科泌尿手术联合进行。
  - ➢ 治疗性膀胱镜用于外科手术操作。该项操作也是微创手术，但可能引起中度不适，需要手术器械或电切治疗，且常需要其他麻醉方式。

二、术前准备

- 泌尿妇科学术前诊断性膀胱镜检查指征如下。
  - ➢ 评估下尿路病理情况。
    - 下尿路症状（LUTS）。
    - 膀胱过度活动症（OAB）；重者可见以下情况。
      - ◆ 在单纯性压力性尿失禁或轻度 OAB 的常规评估中不建议行膀胱镜检查。因为上述患者相关恶性病变的风险较低，约为 2%[1]。
      - ◆ 在进行可逆或侵入性干预之前一线治疗失败的患者应考虑膀胱镜检查[2]。
    - 间质性膀胱炎/膀胱疼痛综合征(IC/ PBS)[3]。
    - 血尿[4]。
    - 反复尿路感染。
    - 尿道憩室。
    - 尿道狭窄。
    - 泌尿道瘘。
    - 之前的补片手术。
- 诊断性膀胱镜术中检查的指征如下。
  - ➢ 存在下尿路损伤风险的手术操作。
  - ➢ 在良性疾病的子宫切除和妇科手术中，下尿路损伤风险为 0.01%～0.08%[5]。
    - 子宫切除术（阴式、开腹、腹腔镜）。
    - 盆腔器官脱垂修复（膀胱膨出、肠疝、穹窿悬吊、阴道封闭术）。
    - 尿失禁手术步骤（吊带、Burch 手术，膀胱颈悬吊），这些操作穿孔率为 3%～9%。
    - 粘连松解过程(子宫内膜异位症、恶性肿瘤、附件病变)。
- 泌尿妇科学治疗性膀胱镜应用指征如下。
  - ➢ 下尿路手术
    - 尿失禁手术（尿道扩张注射、肉毒素注射）。
    - 膀胱水肿。
    - 溃疡电灼疗法。
    - 异物取出（结石、假体植入物、缝合材料）。
    - 病变活检。
    - 经尿道膀胱颈切开术。
    - 输尿管支架置入术。
    - 耻骨上导管插入术。
    - 尿道憩室切除术。
    - 尿道成形术。
    - 瘘管修补术。
- 常规膀胱镜检查时应避免在尿路感染期进行。大多数膀胱镜检查手术不常规推荐使用抗生素[6, 7]。
  - ➢ 以下情况考虑使用抗生素。
    - 活动性感染。
    - 免疫抑制。
    - 细菌定植（留置导管、瘘管形式）。
    - 基于人群的风险（成本、微生物抵抗力）。

三、手术治疗

（一）体位

- 同其他妇科手术的体位要求，膀胱镜检查需要患者采取截石位（图 10-1）。
  - ➢ 多种截石镫确保患者安全舒适，最大限度降低相关损伤的风险。

（二）方法

- 尽管膀胱镜检查是清洁－污染手术，但所有设

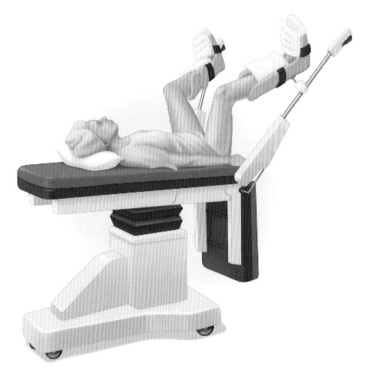

▲ 图 10-1　膀胱镜的低位截石位

备必须无菌，以防交叉污染。膀胱镜检查可在诊室或手术室进行，应根据手术适应证、预期结果和对患者舒适度的考虑进行选择。

■ 诊断性和治疗性膀胱镜均可在最低限度麻醉下进行。利多卡因可通过黏性或凝胶状形式插入尿道和膀胱，而无须经针穿刺。其他麻醉方式如镇静、局部或全身麻醉，可用于出现其他不适时。

■ 膨胀液用于可视化。生理盐水或无菌水可用于诊断性膀胱镜检查。然而，当使用电灼术时，需要非导电溶液，如甘氨酸或无菌水。

■ 术前应准备适当仪器。

➤ 膀胱镜检查可使用软式或硬式器械进行。

● 硬式器械通常用于女性患者，长度约为30cm。

● 可使用手术工具如钳子、电切镜、激光、凝固电极、套石篮和支架。

➤ 还应考虑最佳镜头角度。0° 或 12° 镜是评估尿道腔或进行膀胱镜注射的理想选择。30° 和 70° 镜通常最适用于诊断性膀胱镜检查，

需要对输尿管、膀胱底和三角区进行可视化检查。

➤ 一个例子是中段尿道吊带术的膀胱穿孔，通常位于膀胱颈附近（图 10-2）。

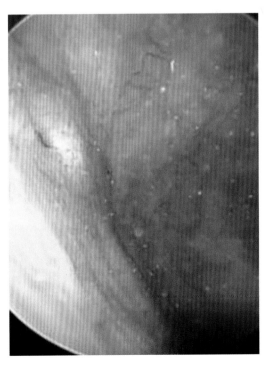

▲ 图 10-2　膀胱镜下输尿管开口

129

四、手术步骤与技巧

（一）内镜插入

- 内镜通过尿道插入膀胱。
- 插入过程中应检查尿道口和管腔，并记录所有相关发现。

膀胱镜检查仪器

- 尿道和膀胱的膀胱镜评估。

（二）膀胱评估

- 对膀胱进行系统评估。可通过将膀胱镜插入膀胱并撤回尿道内口（膀胱颈）以实现定向。通常，检查从膀胱穹顶开始，经常看到的小气泡代表膀胱最上面。然后，操作膀胱镜对膀胱壁包括三角区、输尿管间嵴和输尿管口进行彻底检查。通常检查方式包括象限、圆环或辐条状检查（技术图 10-1）。

（三）输尿管通畅性

- 通过显示流入膀胱的活动性尿液评估输尿管的通畅性。使用或不用静脉滴注或口服非那吡啶，引起尿液变色以改善尿液喷射的可视性（表 10-1）。
- 如果未证实输尿管是否通畅，可通过进一步放置输尿管导管或支架对潜在阻塞或损伤的位置进行评估。

表 10-1 膀胱镜下评估输尿管通畅性的药物

药物	剂量详情	代谢	注意事项
非那吡啶（镇痛药）	· 膀胱镜检查前 0.5~5h，口服半衰期 7h · 半衰期 7h	· 肝、肾	· 禁忌证：G6PD 缺乏者
亚甲蓝（单胺氧化酶抑制剂）	· 5min 以上静脉注射 50mg · 10ml/瓶，10mg/ml · 静脉注射半衰期 5~6.5h	· 肾 · 75% 代谢为无色亚甲蓝	· 未经 FDA 批准 · 高剂量可致高铁血红蛋白血症（＞7mg/kg） · 服用 5- 羟色胺类药物可致 5- 羟色胺综合征 · 禁忌证：肾损伤、G6PD 缺乏者、儿科患者
荧光素钠	· 10% 5ml/瓶 · 0.2~0.5ml 静脉注射 · 静脉注射半衰期 4~5h	· 肾	· 未经 FDA 批准 · 高剂量可致皮肤、巩膜变黄
靛胭脂（pH 指示剂，FD&C 蓝色 #2）	· 50ml 静脉注射 · 5ml/瓶，8mg/ml · 静脉注射半衰期 4~5min · 膀胱镜检查前 10~15min 应用	· 肾	· 未经 FDA 批准 · 美国供应短缺 · 目前无已知药物相互作用

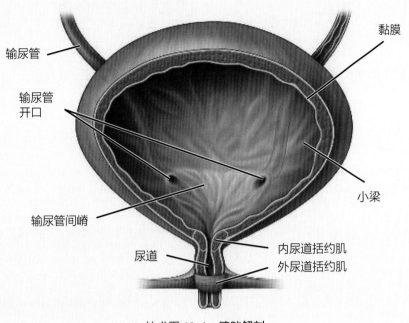

输尿管

黏膜

输尿管
开口

小梁

输尿管间嵴

尿道

内尿道括约肌
外尿道括约肌

▲ 技术图 10-1　膀胱解剖

引自 Archer P, Nelson LA. *Applied Anatomy & Physiology for Manual Therapists*. Philadelphia, PA: Wolters Kluwer; 2012.

五、经验与教训

（一）术前疼痛评估

○ 进行术前疼痛评估，包括预期手术细节，患者疼痛阈值和疼痛控制要求，将有助于制订适当的计划和设定患者期望，提高手术成功率。

（二）预测仪器需求

○ 准备多种角度镜和手术工具，将提高手术成功率。

（三）插入膀胱镜时需小心

○ 在直视下谨慎地将膀胱镜插入尿道和膀胱，会降低穿孔等并发症的风险。

六、术后护理

■ 妇科泌尿手术术后护理同其他良性妇科手术的术后护理。

七、预后

■ 膀胱镜检查结果取决于手术操作及术中发现。

八、并发症

- 同其他妇科泌尿手术，膀胱镜检查是微创的和低风险的手术。
- 最常见的并发症包括轻度不适、疼痛、尿路感染和罕见的穿孔。

- 在妇科医生和泌尿科医生中漏诊并不少见[1]。尿路损伤也会延迟发生，如部分输尿管梗阻或特别是对下尿路造成的热损伤在手术过程中是无法发现的。

参考文献

[1] Davis R, Jones JS, Barocas DA, et al. Diagnosis, evaluation, and follow-up of asymptomatic microhematuria (AMH) in adults: AUA guideline. *J Urol*. 2012;188(6 Suppl):2473–2481.

[2] American College of Obstetricians and Gynecologists. ACOG Committee Opinion. Number 372. July 2007. The role of cystourethroscopy in the generalist obstetrician-gynecologist practice. *Obstet Gynecol*. 2007;110(1):221–224.

[3] Committee Opinion No. 603: evaluation of uncomplicated stress urinary incontinence in women before surgical treatment. *Obstet Gynecol*. 2014;123(6):1403–1407.

[4] Gormley EA, Lightner DJ, Faraday M, Vasavada SP. Diagnosis and treatment of overactive bladder (non-neurogenic) in adults: AUA/SUFU guideline amendment. *J Urol*. 2015;193(5):1572–1580.

[5] Hanno PM, Burks DA, Clemens JQ, et al. AUA guideline for the diagnosis and treatment of interstitial cystitis/bladder pain syndrome. *J Urol*. 2011;185(6):2162–2170.

[6] ACOG Committee on Practice Bulletins–Gynecology. ACOG practice bulletin No. 104: antibiotic prophylaxis for gynecologic procedures. *Obstet Gynecol*. 2009;113(5):1180–1189.

[7] Wolf JS, Jr, Bennett CJ, Dmochowski RR, et al. Best practice policy statement on urologic surgery antimicrobial prophylaxis. *J Urol*. 2008;179(4):1379–1390.